中医儿科常见病证辨证思路与方法

（第2版）

主　编　姜之炎　姜永红

副主编　李　文　徐彬彬

编　委（以姓氏笔画为序）

万莉萍（上海中医药大学附属龙华医院）
马　晶（上海中医药大学附属曙光医院）
石　李（上海中医药大学附属龙华医院）
刘秀秀（上海中医药大学附属龙华医院）
李　文（上海中医药大学附属龙华医院）
李　晓（上海中医药大学附属龙华医院）
李　倩（上海中医药大学附属龙华医院）
张超群（上海中医药大学附属龙华医院）
陈秀峰（上海中医药大学附属龙华医院）
林　燕（上海中医药大学附属龙华医院）
胡　鹏（上海中医药大学附属龙华医院）
姜之炎（上海中医药大学附属龙华医院）
姜永红（上海中医药大学附属龙华医院）
贾自盈（上海中医药大学附属龙华医院）
徐彬彬（上海中医药大学附属龙华医院）

人民卫生出版社

·北　京·

图书在版编目（CIP）数据

中医儿科常见病证辨证思路与方法 / 姜之炎，姜永红主编 . -- 2 版 . -- 北京 ：人民卫生出版社，2025. 10. -- ISBN 978-7-117-38669-2

Ⅰ. R272

中国国家版本馆 CIP 数据核字第 2025WM9063 号

人卫智网	**www.ipmph.com**	**医学教育、学术、考试、健康，购书智慧智能综合服务平台**
人卫官网	**www.pmph.com**	**人卫官方资讯发布平台**

中医儿科常见病证辨证思路与方法

Zhongyi Erke Changjian Bingzheng Bianzhengsilu Yu Fangfa

第 2 版

主　　编： 姜之炎　姜永红
出版发行： 人民卫生出版社（中继线 010-59780011）
地　　址： 北京市朝阳区潘家园南里 19 号
邮　　编： 100021
E - mail： pmph @ pmph.com
购书热线： 010-59787592　010-59787584　010-65264830
印　　刷： 三河市潮河印业有限公司
经　　销： 新华书店
开　　本： 710 × 1000　1/16　　**印张：** 16
字　　数： 270 千字
版　　次： 2020 年 7 月第 1 版　　2025 年 10 月第 2 版
印　　次： 2025 年 11 月第 1 次印刷
标准书号： ISBN 978-7-117-38669-2
定　　价： 55.00 元
打击盗版举报电话：010-59787491　E-mail：WQ @ pmph.com
质量问题联系电话：010-59787234　E-mail：zhiliang @ pmph.com
数字融合服务电话：4001118166　E-mail：zengzhi @ pmph.com

《中医常见病证辨证思路与方法丛书》编委会

序一

中医学是中华民族文化瑰宝中一颗耀眼的明珠,不仅承载着中国古代人民同疾病做斗争的经验和理论知识,同时也充满了中国优秀的传统哲学思想。这种医哲交融现象是许多学科都不具备的。中医辨证思路是中医学的核心理论之一,是中医临床的灵魂,是每个优秀中医临床医师必须掌握的临床技能。如何用最有效的方法使学习者掌握中医辨证思路是现代中医教育一直探索的课题。

为更好地引导学生掌握中医辨证思路,为学生构建系统的中医知识结构,指导中医基础知识灵活应用于中医临床,上海中医药大学附属龙华医院启动了《中医常见病证辨证思路与方法丛书》编写工作,该丛书集合了在中医领域成绩卓著、享有盛名的学者大家,艺精而道明,如杏林大家陈湘君教授、唐汉钧教授,以及龙华医院知名中医专家胡鸿毅教授、刘胜教授、徐莲薇教授、姜之炎教授、莫文教授、裴建教授亲自负责编写工作。丛书内容涵盖中医内科、中医外科、中医妇科、中医儿科、中医骨伤、针灸等学科,着眼于中医学生临证思路与方法的培养,在常规教材关于疾病概念、病因病机、辨证施治等论述的基础上,系统整合各学科常见病证的知识体系,通过辨证思路图归纳总结诊治流程,通过病例思维程序示范提供诊疗范例。所用医案均经过精心挑选,力求通过名医名家的临证经历为学习者提供更广阔的诊疗思路,医案后辅以作者精心编撰的按语,对学习者在理论与临床实践结合基础上提高中医临床思辨能力大有裨益。全书渊源澄澈,见病知源,寓教于行间,可知其康济之怀。

风雨砥砺六十载,辉煌铸就一甲子,恰逢上海中医药大学附属龙华医院60华诞。多年来,医院始终坚持“质量第一、病人至上、继承创新、追求卓越”的使命,秉承“严谨、仁爱、继承、创新”的精神,已成为中医特色鲜明、学科底蕴深厚、岐黄人才辈出，集医疗、教学、科研为一体的现代化的著名综合性中医医院。值《中医常见病证辨证思路与方法丛书》即将付梓，综纪各科，膏泽后学，谨以为序，并祝龙华医院精医卓越，再绘新篇。

2020 年 4 月 28 日

序二

中医药学是中华民族原创的医学科学，辨证论治是中医教育的核心。为引导学生建立初步的中医辨证思维，2002 年至 2007 年间，上海市名中医陈湘君教授、唐汉钧教授先后领衔编写了《中医内科常见病证辨证思路与方法》和《中医外科常见病证辨证思路与方法》两部教学参考书，为本套丛书的编写奠定了坚实的基础。

薪火相承，随着上海中医药大学附属龙华医院近 20 年的学科发展，以胡鸿毅、刘胜、徐莲薇、姜之炎、莫文、裴建为代表的各学科青年名医迅速成长，内、外、妇、儿、骨伤、针灸六个学科团队，结合丰富的临床经验和先进的教学理念，高质量地完成了《中医常见病证辨证思路与方法丛书》的编写工作。这既是上海中医药大学附属龙华医院 60 年教育教学成果的展示，也是其 60 年学科建设经验的总结。纵观全书具有以下显著特色：

编写体例严格遵循中医思维的建构规律。围绕辨证思路与方法，全书以“概述、病因病机”言简义丰以助回顾基本知识，以“辨证注意点和辨证思路”提纲挈领引导学生建构中医思维方法，以“病例思维程序示范”带领学生模拟实践中医思维建构过程，寓妙用于流程导图，寄活变于典型医案，青年医师之辨证思路，至此始明。渐进式的编写设计，符合学生认知规律，有利于其提高学习效率，可谓创中医教育新范本。

编写内容诠释了传承与创新并重的内涵。病证选择上，衔接中医执业医师资格考试大纲、中医住院医师规范化培训和专科医师规范化培训细则等最新人才培养要求，补充完善各科常见病证范围；编写内容组织上，既继承总结前人临证经验，又及时融汇编者临证体会，同时还适当引入学科最新进展；编写形式设计上，贯穿全书的思维导图实为本套教参的点睛之笔，而一幅幅充满学科特色的配图更是增强了全书的直观性和形象性。

现今医书可谓汗牛充栋，诸青年医师诚难遍阅，值此 60 周年院庆，《中医常见病证辨证思路与方法丛书》即将付梓出版，厚不盈尺，而于各科常见病证揭要提纲，搜辑略备，使读之可遵道得路，开门即见山，堪为中医教育之宝筏也。

经过几代中医人的励精图治，上海中医药大学附属龙华医院已发展成为集医疗、教学、科研为一体，中医特色鲜明和中医优势突出的全国著名中医医院，努力实践着“在继承中创新发展，在发展中服务人民”的理念。作为一名龙医人，适逢甲子之年，展阅书稿，凡辨证论候，别具新裁，尤感于怀，及其命序，不辞而书，以寄龙华医院卫生济民之业，培育后学之功！

刘嘉湘

2020 年 4 月 28 日

前言

中医儿科学是以中医理论体系为指导，用中医传统治疗方法为手段，研究儿童各类疾病的治疗和预防的一门中医临床学科。编写此书的目的在于让读者在学习《中医儿科学》教材的基础上，再通过对本书的参考学习，注重中医传统理论，既能较好地掌握中医儿科常见病证的临床辨证思路，又能提高中医儿科的临床思维能力。

本书共选中医儿科常见病证 43 个，病种涉及肺系疾病、脾系疾病、心肝系疾病、肾系疾病、传染病和其他疾病。每一病证分概述、主要病因病机、辨证注意点、辨证思路、病例思维程序示范、医案、经验方、常用中成药、其他疗法及经典原文等项目介绍中医儿科常见病证的临床辨证思路与方法，重点突出辨证要点、辨证思路及病例思维程序示范。其中辨证思路对疾病的诊断要点、鉴别诊断、辨证要点、辨证分型进行详细、实用的介绍；病例思维程序示范用真实的古今名医医案或作者自拟的临床典型病例加以示范指导，详细介绍了各病证的辨治过程，给临床提供示范作用。每个医案和经验方均注明出处，介绍的中成药以《国家基本药物目录》为主，既方便又实用。每个医案的辨证思维程序均为作者精心编撰，对初涉临床者能提高中医辨证能力，拓展临床辨证思路，对现行中医儿科学的教材是一个补充，同时也为中医儿科学临床教学模式改革提供有益的探索。

本书的写作力求突出中医儿科临床辨证思维方法，突出临床实用性，发扬传统医学在诊治儿童疾病中的优势，注重继承性与创新性结合、科学性与实用性并重，致力于编写出有特色的参考书。

本书主要供高等中医药院校及西医院校的中医学、中西医结合、中西医临床医学专业学生和接受住院医师规范化培训的医师学习参考，也可供从事中医及中西医结合儿科的临床工作者和研究者参考，并可作为中医执业医师资格考试、中医儿科学中级卫生专业技术资格考试的复习辅导用书。

本书在编写过程中得到了上海中医药大学教务处、龙华临床医学院教务处的大力支持。然由于时间仓促，且编写水平有限，书中缺点在所难免，恳请读者提出宝贵意见，以便今后再版修订提高。

编者

2025 年 5 月

目录

肺系病证……………………………… 1

感冒……………………………… 1
鼻衄……………………………… 7
乳蛾……………………………… 13
咳嗽……………………………… 19
肺炎喘嗽……………………………… 25
哮喘……………………………… 34

脾系病证……………………………… 43

鹅口疮……………………………… 43
口疮……………………………… 48
呕吐……………………………… 53
腹痛……………………………… 58
便秘……………………………… 65
泄泻……………………………… 70
厌食……………………………… 76
积滞……………………………… 80
疳证……………………………… 85
营养性缺铁性贫血……………………………… 91

心肝系病证……………………………… 97

汗证……………………………… 97
心瘅……………………………… 100
注意缺陷多动障碍……………………………… 106
抽动障碍……………………………… 112
惊风……………………………… 117
癫痫……………………………… 125

肾系病证……………………………… 133

水肿……………………………… 133
尿频……………………………… 140
遗尿……………………………… 144
性早熟……………………………… 148

传染病……………………………… 153

麻疹……………………………… 153
风疹……………………………… 159
奶麻……………………………… 163
猩红热(丹痧)……………………………… 168
水痘……………………………… 173
手足口病……………………………… 178
痄腮……………………………… 183
病毒性脑炎……………………………… 189
百日咳……………………………… 194

其他病证……………………………… 200

夏季热……………………………… 200
紫癜……………………………… 204

皮肤黏膜淋巴结综合征………… 211
维生素 D 缺乏性佝偻病 ……… 217
蛔虫病………………………… 223
黄疸…………………………… 228
湿疹…………………………… 235

参考文献………………………… 241

肺系病证

感　冒

【概述】

感冒是感受外邪引起的一种常见的外感疾病，以发热、鼻塞流涕、喷嚏、咳嗽为主要临床特征。感冒又称伤风。本病一年四季均可发生，以气候骤变及冬春时节发病率较高。任何年龄小儿皆可发病，婴幼儿更为常见。因小儿肺脏娇嫩，脾常不足，神气怯弱，感邪之后，易出现夹痰、夹滞、夹惊的兼证。

【主要病因病机】

1. 感受风寒　风寒之邪，由口鼻或皮毛而入，肺气失宣。

2. 感受风热　风热之邪，侵犯肺咽。

3. 感受暑湿　暑邪外袭，卫表失宣，暑多夹湿，暑湿之邪束表困脾。

4. 感受时邪　外感时疫之邪，犯于肺胃二经。疫邪性烈，易于传变。

5. 感冒夹痰　小儿“肺常不足”，感邪之后，失于宣肃，气机不利，津液不得敷布而内生痰液，痰壅气道。

6. 感冒夹滞　小儿“脾常不足”，感邪之后，脾运失司，则易致乳食停滞，阻于中焦。

7. 感冒夹惊　小儿“肝常有余”，感邪之后，热扰心肝，引动肝风，扰乱心神，易惊惕抽风。

【辨证注意点】

1. 根据临床表现区分风寒、风热、暑湿、时邪感冒。

2. 注意小儿感冒特点，易夹痰、夹滞、夹惊。

3. 根据发病季节，判断感冒证型。冬春二季多为风寒、风热感冒；夏季多为暑邪感冒；冬末春初，起病急骤，发病呈流行性者多为时邪感冒。

【辨证思路】

一、明确诊断

1. 诱因　气候骤变，冷暖失调，或与感冒患者接触，有感受外邪病史。

2. 症状　发热，恶风寒，鼻塞流涕，喷嚏，微咳等为主症。

3. 感冒伴兼夹证者　可见咳嗽加剧，喉间痰鸣；或脘腹胀满，不思饮食，呕吐酸腐，大便失调；或睡卧不宁，惊惕抽搐。

4. 血象检查　病毒感染者白细胞总数正常或偏低；细菌感染者白细胞总数及中性粒细胞均增高。

5. 病原学检查　鼻咽或气管分泌物病毒分离或桥联酶标法检测，可做病毒学诊断。咽拭子培养可有病原菌生长；链球菌感染者，血中抗链球菌溶血素O（ASO）滴度增高。

二、鉴别诊断

疾病	鉴别
急性传染病早期	多种急性传染病的早期都有类似感冒的症状，如麻疹、百日咳、水痘、幼儿急疹、流行性脑脊髓膜炎等，应根据流行病学史、临床特点、实验室检查及其病情演变等加以鉴别
过敏性鼻炎	学龄前和学龄儿童多见，患儿常表现为喷嚏、流涕，可见鼻黏膜苍白、水肿，病程较长且反复发作，可做过敏原检测以资鉴别
急性感染性喉炎（急喉瘖）	本病初起仅表现发热、微咳，患儿哭叫时可闻及声音嘶哑，病情较重时可闻及犬吠样咳嗽及吸气性喉鸣

三、辨证要点

辨疾病性质及兼夹证

性质	主要症状
风寒	恶寒，无汗，流清涕，咽不红，舌淡，苔薄白
风热	发热，恶风，有汗，鼻塞，流浊涕，咽红，舌苔薄黄
暑热偏盛	发热较高，无汗或少汗，口渴心烦，舌质红
暑湿偏盛	胸闷，泛恶，身重困倦，食少纳呆，舌苔腻
时邪	起病急，发热，恶寒，无汗，烦躁不安，头痛，肢体酸痛，甚至恶心，呕吐，胸闷，腹痛，大便不调
感冒夹痰	除有感冒表证外，兼见咳嗽加剧，喉间痰鸣

续表

性质	主要症状
感冒夹滞	除有感冒表证外,兼见脘腹胀满,不思乳食,或伴呕吐、泄泻
感冒夹惊	除有感冒表证外,兼见睡卧不宁,惊惕抽风

四、辨证论治

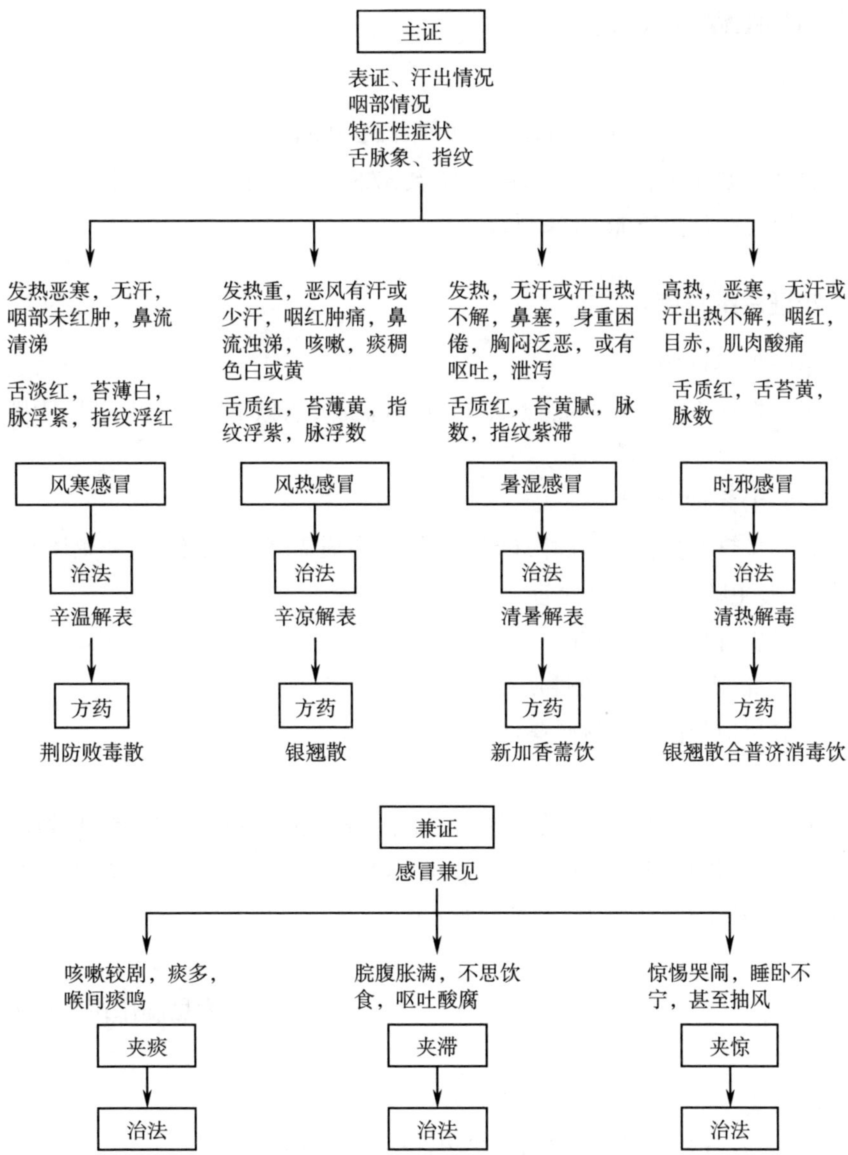

辛温解表，宣肺化痰；
辛凉解表，清肺化痰。
↓
方药
疏风解表
风寒夹痰证＋三拗汤、二陈汤
风热夹痰证＋桑菊饮

解表兼以消
食导滞
↓
方药
疏风解表
＋
保和丸

解表兼以清
热镇惊
↓
方药
疏风解表
＋
镇惊丸

【病例思维程序示范】

病例 1

阮某，男，6 岁，病历号 50490。初诊日期：1964 年 2 月 8 日。

患儿发热 1 天，身热不扬，腋下体温 37.8℃，鼻塞流涕，咳嗽不爽，咽痛红肿，口渴欲饮，苔白质赤，脉来浮数。

辨证思维程序：

第一步：明确诊断。

患儿发病 1 天，主症为身热不扬，鼻塞流涕，咳嗽不爽，咽痛红肿，为感冒征象。

第二步：辨明证型。

患儿身热不扬，咽痛红肿，口渴欲饮，苔白质赤，脉来浮数，为外感风邪，郁而化热，侵犯肺咽，属风热之证。

第三步：相关理化检查。

1. 血常规　了解感染性质。

2. C 反应蛋白　了解感染性质等。

第四步：治疗。

本例患儿诊断为感冒（风热型），治拟辛凉解表以散风热，方选银翘散加减。

处方：银花 6g，连翘 6g，荆芥 5g，淡豆豉 10g，牛蒡子 5g，活芦根 30g，淡竹叶 5g，生粉草 1.5g，桔梗 3g，炙枇杷叶 6g。

（《刘弼臣临床经验辑要》）

病例 2

王某，男，5 岁，病历号：2208，初诊日期：1963 年 10 月 23 日。

昨起患儿始觉身热恶寒，夜间曾来急诊，今早虽然汗出不彻，热降未平，但精神良好，哭吵闹吃，食后腹部即胀作痛，脘痞恶心，二便秘涩，呼吸微显喘粗，口唇焦红，苔色微黄，舌质发赤，脉数。

辨证思维程序：

第一步：明确诊断。

患儿身热恶寒2天，虽然汗出，热降未平，但精神良好，根据病程症状考虑感冒征象。

第二步：辨明证型。

患儿发热，但精神良好，哭吵闹吃，食后腹部即胀作痛，脘痞恶心，二便秘涩，呼吸微显喘粗，口唇焦红，苔色微黄，舌质发赤，脉数。此属外感秋凉，加以饮食失节，中运无权，表里互阻，在表发热恶寒，在里则脘胀恶心，属感冒夹滞证。

第三步：相关理化检查。

1. 血常规及C反应蛋白　了解感染性质。

2. 腹部B超检查　查看肝脾状况及腹部是否有肿块及梗阻现象。

第四步：治疗。

本例患儿诊断为感冒夹滞，治拟解肌泄邪，佐以和中导滞。

处方：银花6g，连翘10g，薄荷3g，黑山栀3g，淡豆豉10g，橘皮3g，枳壳3g，焦三仙各12g，川连2g。

二诊：身热已和，腹胀亦轻，大便溏泄两次，小溲仍浑，但食思不佳，面黄唇红，苔仍微黄，脉来微数。此时，外邪趋解，里滞宿食未尽，肺胃转输失利，再拟和中化滞。

处方：薄荷3g，黑山栀3g，淡豆豉10g，六一散（包）10g，葛根5g，川连1.5g，枳壳3g，神曲6g，焦山楂10g，炒谷麦芽各10g。

（《刘弼臣临床经验辑要》）

【经验方及常用中成药】

一、常用中成药

1. 午时茶颗粒　用于风寒感冒夹滞证。

2. 小儿感冒颗粒　用于风热感冒证。

3. 小儿豉翘清热颗粒　用于风热感冒证、感冒夹滞证。

4. 清热化滞颗粒　用于风热感冒夹滞证。

5. 藿香正气口服液　用于暑邪感冒证。

6. 清宣止咳颗粒　用于风热感冒夹痰证。

7. 清开灵颗粒　用于时疫感冒证和感冒夹惊证。

二、经验方

1. 生葱茶（经验方）

功能：散寒解表，清热解毒。

主治：感冒（风热犯肺）。

组成：茶叶 10g，生葱根 3 条，金银花 5g。

用法：开水 150ml 冲泡，代茶。

2. 苏羌茶（《常见病验方研究参考资料》）

功能：辛温解表。

主治：感冒（风寒犯肺）。

组成：紫苏叶、羌活、茶叶各 9g。

用法：上 3 味共制粗末，以沸水冲泡即可。每日 1 剂，不拘时温服。

3. 银花薄荷饮（经验方）

功能：清热凉血解毒。

主治：感冒（风热犯肺）。

组成：银花 30g，薄荷 10g，鲜芦根 60g。

用法：水煎服，日 1 剂，温热服。

4. 五神汤（《惠直堂经验方》）

功能：发汗解表。

主治：感冒（风寒犯肺）。

组成：荆芥、苏叶、生姜各 10g，茶叶 6g，红糖 30g。

用法：随量服。

5. 姜糖苏叶饮（《本草汇言》）

功能：发汗解表，祛寒健胃。

主治：感冒（夹滞）。

组成：苏叶、生姜各 3g，红糖 15g。

用法：泡服，日 2 次，趁热服食。

【其他疗法】

一、药浴疗法

1. 羌活 30g,独活 30g,细辛 15g,防风 30g,紫苏叶 30g,白芷 30g,桂枝 20g,葱白 30g,淡豆豉 30g。煎水 3 000ml,候温沐浴,每日 1~2 次。用于风寒感冒证。

2. 金银花 30g,连翘 30g,柴胡 30g,桑叶 30g,大青叶 30g,薄荷 20g,蝉蜕 30g,栀子 30g。煎水 3 000ml,候温沐浴,每日 1~2 次。用于风热感冒证。

3. 香薷 30g,金银花 50g,连翘 50g,柴胡 30g,防风 30g,淡豆豉 30g,扁豆花 30g,生石膏 50g,鸡苏散 50g,板蓝根 50g。煎水 3 000ml,候温沐浴,每日 1~2 次。用于暑邪感冒证。

二、针灸疗法

1. 针法　取大椎、曲池、外关、合谷。头痛加太阳,咽喉痛加少商。用泻法,每日 1~2 次。用于风热感冒证。

2. 灸法　取大椎、风门、肺俞。用艾炷 1~2 壮,依次灸治,每穴 5~10 分钟,以表面皮肤潮热为宜。每日 1~2 次。用于风寒感冒证。

3. 拔罐疗法　在大椎、肺俞穴拔罐,每日 1 次。注意:留罐时间不宜过长,防止皮肤烫伤。用于风寒感冒证。

【经典原文】

《幼科释谜·感冒》:"感者触也,冒其罩乎,触则必犯,犯则内趋,罩则必蒙,蒙则里瘀。当其感冒,浅在肌肤,表之则散,发之则袪,病斯痊矣。"

《医宗金鉴·幼科杂病心法要诀》:"小儿伤暑,谓受暑复感风寒也。其证发热无汗,口渴饮水,面色红赤,干呕恶心,或腹中绞痛,嗜卧懒食。以二香饮治之……若伤暑夹食、大吐泻者,以加味香薷饮治之。"

(姜之炎)

鼻　鼽

【概述】

小儿鼻鼽是小儿时期常见的鼻部疾病,临床以突然和反复发作的鼻痒、喷嚏、清水样涕、鼻塞等为特征，常伴发过敏性结膜炎、湿疹、哮喘、腺样体肥大、鼻窦炎、鼻出血、中耳炎及睡眠呼吸障碍等疾病。本病相当于西医学的变应性鼻炎、血管运动性鼻炎、嗜酸性粒细胞增多性非变应性鼻炎等疾病。

本病可常年发病，亦可呈季节性发作，春、秋、冬三季多发。本病具有反复发作的病史特点，部分患儿可有荨麻疹、湿疹、支气管哮喘等过敏性疾病史或家族史。若积极治疗，可以控制症状，但本病极易复发。

【主要病因病机】

鼻鼽的病因有内因、外因之分。内因责之于先天禀赋有异，肺、脾、肾等脏腑虚损，卫外不固；外因责之于风、寒、异气之邪犯鼻窍。

1. 肺气虚寒，卫表不固　患儿肺禀不足，肺气虚寒，卫表不固，风寒乘虚而入，邪聚鼻窍。

2. 肺脾气虚，清阳不升　小儿肺脾气虚，鼻窍失养，易遭受外邪或异气侵袭，邪聚鼻窍而发为鼻鼽。

3. 肺肾两虚，温煦失职　先天禀赋不足，肾阳式微，鼻窍失于温煦，加之肺气虚弱，则外邪、异气易侵，发为鼻鼽。

4. 肺经伏热，上犯鼻窍　小儿乳食不节，食积化热，郁火内伏于肺经，燥热引动而发作，肃降失职，邪热上犯鼻窍，亦可发为鼻鼽。

总之，先天禀赋有异，平时伏风深伏体内，外风、异气、异味或异物所触，伏风则随之引动，发为本病。

【辨证注意点】

1. 辨别疾病的寒、热、虚、实。

2. 结合全身兼证，辨别病位归属于何脏腑。

【辨证思路】

一、明确诊断

1. 本病以阵发性鼻痒，连续喷嚏，鼻塞，鼻涕清稀、量多为主要症状，伴有失嗅、眼痒、咽喉痒等症状。

2. 起病迅速，症状一般持续数分钟至数十分钟，间隙期无喷嚏及鼻塞，可并发荨麻疹、哮喘等病。

3. 常因接触花粉、烟尘、化学气体等致敏物质而发病，有时环境温度变化亦可诱发。

4. 鼻腔检查黏膜多苍白，少数有充血、鼻甲肿胀，发作时有较多清稀的分泌物。

5. 有条件时做鼻分泌物涂片检查、变应原皮试、血清或鼻分泌物检查等，有助于明确诊断。

6. 应与伤风鼻塞、血管运动性鼻炎等鉴别。

二、鉴别诊断

疾病	鉴别
急性鼻炎	急性鼻炎无反复发作病史，可有恶寒发热症状，鼻黏膜淡红，病程较短，数日后可痊愈
慢性鼻炎	鼻塞多呈间歇性、交替性、位置性，甚至持续性，病程较长；鼻黏膜暗红，鼻甲肿大或肥大，其质较硬
鼻窦炎	鼻涕量多，颜色浑浊，呈黏脓性或脓性，可有腥臭气味，鼻内镜检查可见鼻腔黏膜充血、水肿，鼻窦区可有压痛，伴头昏痛
鼻息肉	鼻塞多单侧，呈渐进性，检查可见鼻腔内赘生物

三、辨证要点

脏腑的寒热虚实与鼻部症状的关系

脏腑的寒热虚实	鼻部症状
肺气虚寒	鼻部症状遇风冷加重，鼻黏膜色淡，鼻甲肿胀
脾气虚弱	鼻黏膜色淡，鼻甲肿胀，伴脾虚症状
肾阳不足	鼻道可见水样分泌物，下鼻甲肿胀、苍白，伴四肢不温，怕冷
肺经伏热	鼻部症状多在遇热或闷热天气发作，鼻黏膜色红，鼻甲肿胀

四、辨证论治

特征性症状
舌脉象

鼻痒，喷嚏频频突发，流清涕，鼻塞，嗅觉减退，鼻黏膜色淡，鼻道水样分泌物

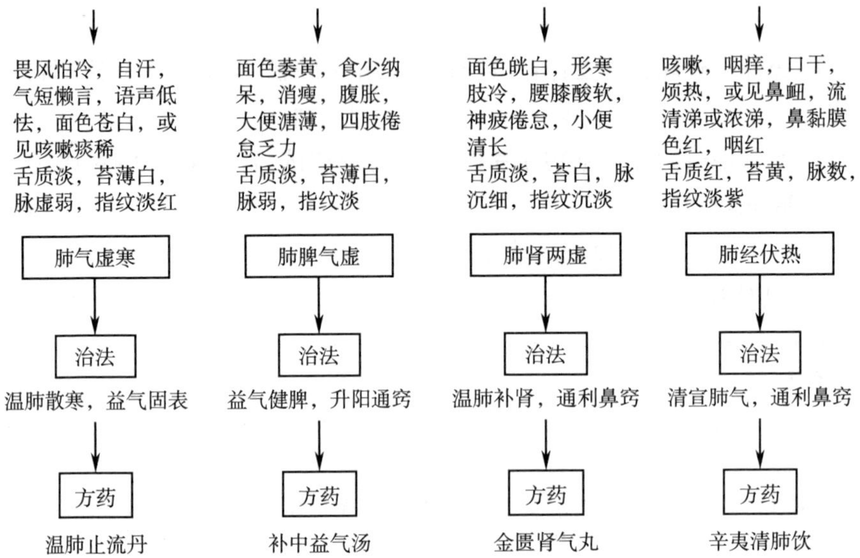

【病例思维程序示范】

病例 1

张某,男,3 岁,病历号:34519,初诊日期:1964 年 9 月 4 日。

双侧鼻孔经常流涕,鼻前庭轻度潮红,左鼻道红破,结有脓痂,日来自感头痛,苔白,脉数,小溲微黄。

辨证思维程序:

第一步:明确诊断。

患儿以双侧鼻孔经常流涕,鼻前庭轻度潮红为主症,符合鼻鼽诊断。

第二步:辨明证型。

患儿左鼻道红破,结有脓痂,日来自感头痛,苔白,脉数,小溲微黄,此为肺胃郁热不清,风邪外乘,郁遏不通,属肺经伏热证。

第三步:相关理化检查。

1. 可做血常规,以了解疾病是否有感染。

2. 可检查鼻腔分泌物,以了解病菌性质。

3. 可做皮肤点刺试验、血清总 IgE 检测、血清特异性 IgE 检测、血清学过敏原抗体检测等,以证实是否属过敏性疾病。

第四步:治疗。

本例患儿诊断为鼻鼽(肺经伏热证),治拟疏风清热通络,方用败毒散加减。

处方:羌胡 3g,前胡 3g,防风 5g,香芷 5g,葛根 5g,桔梗 3g,生甘草 3g,升麻 3g,当归 6g,赤芍 6g,连翘 6g,黄芩 5g。

另:灸百会穴,每日 2 次,每次 15~20 分钟。

(《刘弼臣临床经验辑要》)

病例 2

患儿,女,7 岁,2015 年 9 月 10 日初诊。

主诉:鼻塞、喷嚏、流涕 2 年。

患儿母亲诉,患儿 2 年前遇冷空气出现双侧交替性鼻塞,伴鼻痒、打喷嚏、流大量清鼻涕,晨起加重,喷嚏 4~5 个 / 次,遇冷风时出现前额疼痛,患儿平素易感冒,体质较差,纳差,眠可,大便较稀。

查体:患儿面色萎黄,较同龄儿瘦小,鼻腔黏膜色苍白,双下鼻甲肿胀呈淡白色,鼻腔可见水样分泌物,舌质淡,苔薄白,脉沉细。

辨证思维程序:

第一步:明确诊断。

患儿以鼻塞、喷嚏、流涕、鼻痒为主症,符合鼻鼽的诊断。

第二步:辨明证型。

根据患儿平素易感冒,体质较差,纳差,大便较稀,面色萎黄,较同龄儿瘦小,舌质淡,苔薄白,脉沉细等症状、体征,此为小儿脾胃运化力弱,化生不足,脏腑功能失健,鼻窍失养,肺脾气虚,抵抗力下降,易遭受外邪或异气侵袭,邪聚鼻窍而发为鼻鼽,属肺脾气虚证。

第三步:相关理化检查。

1. 可做血常规,以了解疾病是否有感染。

2. 可检查鼻腔分泌物,以了解病菌性质。

3. 可做皮肤点刺试验、血清总 IgE 检测、血清特异性 IgE 检测、血清学过敏原抗体检测等,以证实是否属过敏性疾病。

第四步:治疗。

本例患儿诊断为鼻鼽(肺脾气虚证),治拟健脾补肺、益气通窍,方选玉屏风散合四君子合通窍汤加减。

处方:生黄芪 30g,防风 10g,生白术 15g,党参 15g,茯苓 15g,生甘草 6g,竹叶 10g,柴胡 10g,黄芩 10g,白芷 10g,川芎 10g,焦山楂 15g,炒鸡内金 15g,荆芥 15g,蒲公英 15g,诃子 10g,蝉蜕 10g。

(《四川中医》)

【经验方及常用中成药】

一、常用中成药

1. 辛芩颗粒　用于肺气虚寒证。

2. 玉屏风颗粒　用于肺脾气虚证。

3. 辛夷鼻炎丸　用于肺经伏热证。

二、经验方

1. 消风宣窍汤(《成都中医药大学学报》)

功能:宣散外邪,内消伏风,通鼻窍。

主治:鼻鼽。

组成:炙麻黄、桂枝、辛夷各 3g,苍耳子、五味子、乌梅、胆南星、地龙各 6g。

用法:水煎服,日 1 剂,温热服。

2. 芍药过敏煎(《中国民族民间医药杂志》)

功能:疏风凉营,养阴生津。

主治:鼻鼽(肺经伏热)。

组成:白芍 10g,赤芍 10g,防风 10g,银柴胡 10g,乌梅 10g,五味子 10g,僵蚕 10g,桂枝 6g,辛夷 6g,炙甘草 6g。

用法:水煎服,日 1 剂,温热服。

3. 脱敏止嚏汤(《中医药通报》)

功能:疏风祛邪通窍,辅之益气固表。

主治:鼻鼽(肺气虚寒)。

组成:乌梅 20g,蝉衣 10g,野生赤芝 10g,百合 20g,黄芩 10g,辛夷 10g(包煎),苍耳子 6g,防风 12g。

用法:水煎服,日 1 剂,温热服。

4. 截敏祛风汤(《中国医药指南》)

功能:疏风祛邪。

主治：鼻鼽。

组成：茜草 10g，紫草 10g，防风 6g，蝉蜕 3g，地龙 10g，徐长卿 10g，乌梅 10g。

用法：水煎服，日 1 剂，温热服。

【其他疗法】

一、敷贴疗法

选用白芥子、细辛、辛夷、甘遂、冰片（比例 5∶5∶5∶5∶1）等药物研粉，生姜汁调成膏状，敷贴于大椎、迎香、肺俞等穴位。

二、针灸疗法

1. 体针　选迎香、印堂、风池、风府、合谷等为主穴，以上星、足三里、禾髎、肺俞、脾俞、肾俞、三阴交等为配穴。每次主穴、配穴各选 1~2 穴，用补法，留针 20 分钟。

2. 灸法　用督灸在患儿督脉的上星穴、神庭穴、囟会穴、前顶穴灸治。每次 2~4 小时，每日 1 次，4 日为 1 个疗程，治疗 3~4 个疗程，每个疗程结束之后停 1 日。

3. 耳穴贴压　选神门、内分泌、内鼻、肺、脾、肾、肾上腺、皮质下等穴。每次取 3~5 穴，用王不留行籽贴压穴位，两耳交替使用。

【经典原文】

《素问·脉解》："所谓客孙脉则头痛、鼻鼽、腹肿"。

《诸病源候论·鼻病诸候·鼻涕候》："肺气通于鼻，其脏有冷，冷随气入乘于鼻，故使津涕不能自收"。

《医学发明·膈咽不通并四时换气用药法》："皮毛之元阳本虚弱，更以冬月助其令，故病者善嚏、鼻流清涕"。

（姜之炎）

乳　蛾

【概述】

乳蛾为儿科常见肺系疾病，是因邪客咽喉，喉核（腭扁桃体）内血败肉腐所致，临床以咽痛，喉核红肿甚至溃烂化脓为主症。轻者可无全身症状，重者出现发热恶寒，头身疼痛，咳嗽等症。因喉核肿大，状如乳头或蚕蛾，故名乳蛾。发生于一侧者，名单乳蛾；发生于双侧者，名双乳蛾；喉核溃烂者，名烂乳蛾。

本病一年四季均可发病，较多见于4岁以上的小儿。小儿患者症状较成人重，常伴有高热。本病患儿多数经积极治疗可获痊愈，但婴幼儿病程较长，也可迁延不愈或反复发生；部分年长儿因未及时或彻底治愈可导致水肿、痹证、心悸等病证。

【主要病因病机】

1. 风热犯咽　风热外侵，肺气不宣，热毒结于咽喉，气血壅滞，脉络受阻，肌膜受灼，发为乳蛾。

2. 肺胃热炽　因嗜食辛辣炙煿之品，热积胃腑，或先天禀受母体胃热，胃火内炽，上熏咽喉。若复感外邪，或风热犯肺失治，邪热入里，循经上攻咽喉，搏结于喉核，灼腐肌膜，咽喉肿痛，发为乳蛾。

3. 肺肾阴虚　乳蛾缠绵日久，邪热伤阴，或温热病后阴液亏损，余邪未清，或素体肺肾阴虚，虚火上炎，搏结喉核，则喉核肿大，日久不消。

4. 肺脾气虚　患儿素体气虚，卫表不固，反复外感，屡发乳蛾，又损脾伤气。肺脾气虚，造成乳蛾反复急性发作，而发作后又不能收敛复原，喉核肥大而不收。

【辨证注意点】

1. 辨病情之轻重缓急。
2. 辨乳蛾病的虚实。
3. 辨乳蛾病的表里。
4. 判断是否有其他脏腑病变。

【辨证思路】

一、明确诊断

1. 喉核肿大或伴红肿疼痛、咽痒不适为主症，重者喉核溃烂化脓。

2. 轻者可无全身症状，重者见发热恶寒、头身疼痛、咳嗽等症状。

3. 咽部检查　急性者扁桃体充血肿大，呈鲜红或深红色，表面有脓点，严重者形成小脓肿；慢性者多呈黯红色，或不充血。

4. 实验室检查　细菌感染时，血白细胞及中性粒细胞可增高；病毒感染时，血白细胞正常或减低，淋巴细胞升高；链球菌感染时，抗链球菌溶血素O

(ASO)升高;多有红细胞沉降率(血沉)增快、C 反应蛋白(CRP)升高。

二、鉴别诊断

疾病	鉴别
急性疱疹性咽峡炎	咽腭弓、悬雍垂、软腭或扁桃体上可见 2~4mm 大小的疱疹,周围有红晕,疱疹破溃后形成小溃疡
猩红热(丹痧)	患者除具有急性扁桃体炎的临床表现外——扁桃体上有白色渗出,尚有皮疹等特殊表现,皮疹一般在起病后 24 小时内出现,典型的皮疹表现是在全身皮肤弥漫性充血发红的基础上,广泛散布针尖大小、密集而均匀的点状略微隆起的猩红色皮疹,病中 2~3 日可见草莓舌
喉关痈	本病是发生在扁桃体周围及其附近部位的脓肿,病变范围较乳蛾大,临床以局部疼痛、红肿、化脓,并伴有恶寒发热、言语不清、饮食呛逆等特征,病情发展迅速,相当于西医学的扁桃体周围脓肿、咽后壁脓肿等疾病,本病在形成脓肿前,一般有类似乳蛾急性发作的症状,这种症状若 3~4 天后逐渐加重,特别是咽痛加剧、吞咽困难者,应考虑本病

三、辨证要点

辨表里虚实、缓急轻重

虚实	表现
实证	急性起病急,病程短,喉核红肿甚至溃烂化脓,有表证者病情尚轻,入里化热,易变重症
虚证	慢性乳蛾病程迁延不愈,喉核肥大不收,以肺脾气阴亏虚为主

四、辨证论治

喉核、咽部症状
特征性症状

- 咽喉疼痛渐重,吞咽不利,喉核赤肿,咽痒不适
  发热,恶风,流黄涕,头痛身痛
  舌红,苔薄白或黄,脉浮数,指纹青紫
- 喉核色赤肿大,溃烂化脓,咽痛剧烈,吞咽困难
  壮热不退,烦躁不安,口干口臭,大便干燥,小便黄少
  舌红,苔黄厚,脉数,指纹青紫
- 喉核黯红肿大或有少许脓液附着,咽干灼热,咽痒微痛,有异物感,日久不愈
  手足心热,神疲乏力,或午后低热,颧红,腰膝酸软,虚烦失眠,耳鸣,大便干燥
  舌红少苔,脉细数,指纹青紫
- 喉核肥大,色泽淡白,经久不消,反复外感,引起乳蛾屡发
  面黄少华,常自汗出,疲乏少力,食欲不振,唇口色淡
  舌淡红,苔薄白,脉无力,指纹淡

- 风热犯咽 → 治法：疏风清热，消肿散结 → 方药：银翘马勃散
- 肺胃热炽 → 治法：清热解毒，泻火利咽 → 方药：牛蒡甘桔汤
- 肺肾阴虚 → 治法：滋阴降火，清利咽喉 → 方药：养阴清肺汤
- 肺脾气虚 → 治法：补肺固表，健脾益气 → 方药：玉屏风散合异功散

【病例思维程序示范】

患儿男，李某，10 岁，因“咽喉疼痛，发热 1 天”前来就诊。

患儿咽喉疼痛，吞咽时加重，发热，恶风，头痛，咳嗽，未曾吐痰，纳差，二便调，测体温 39℃，自服头孢克肟分散片，效果不佳。

查体：神清，精神可，双扁桃体红肿，左侧扁桃体Ⅱ°肿大，右侧扁桃体Ⅰ°肿大，手心热，舌边尖红，苔薄白，脉浮数。

辨证思维程序：

第一步：明确诊断。

患儿发病 1 天，主症为咽喉疼痛，喉核红肿，为乳蛾征象，伴发热，符合乳蛾诊断。

第二步：辨明证型。

根据患儿咽喉疼痛，吞咽时加重，发热，恶风，头痛，咳嗽，喉核红肿，手心热，舌边尖红，苔薄白，脉浮数，为风热外侵，肺气不宣，热毒结于咽喉，属风热犯咽。

第三步：相关理化检查。

1. 血常规、C 反应蛋白　了解疾病是否有感染。
2. 抗链球菌溶血素 O　判断是否为乙型溶血性链球菌感染。
3. 血沉　判断是否为细菌感染。
4. 病原学检查　便于明确诊断，正确施治。
5. 咽拭子培养　了解病原微生物。

第四步：治疗。

本例患儿诊断为乳蛾（风热犯咽证），治拟疏风清热，消肿散结，方用银翘

马勃散加减。

处方:连翘 15g,牛蒡子 9g,银花 15g,射干 3g,马勃 9g。

(《光明中医》)

【经验方及常用中成药】

一、常用中成药

1. 银黄口服液 用于风热犯咽证。

2. 双黄连口服液 用于肺胃热炽证。

3. 小儿咽扁冲剂颗粒 用于肺胃热炽证。

4. 开喉剑喷雾剂 用于肺胃热炽证。

5. 金果饮 用于肺肾阴虚证。

二、经验方

1. 金灯山根汤(《中医研究》)

功能:疏风散邪,清泻热毒,宣肺利咽。

主治:乳蛾(肺胃热炽)。

组成:挂金灯 9g,山豆根 6g,牛蒡子(打)9g,射干 6g,生山楂 12g,皂角刺 9g,天花粉 10g,牡丹皮 9g,浙贝母 9g,山药 15g,蒲公英 15g,桔梗 4.5g,生甘草 3g。

用法:日 1 剂,水煎服。

2. 消蛾饮(《中国中医药报》)

功能:清散风热,解毒散结。

主治:乳蛾(风热犯咽、肺胃热炽)。

组成:金银花 10~15g,连翘 15g,杏仁 10g,黄芩 10g,荆芥(或荆芥穗)10g,竹叶 10g,薄荷(后下)10g,桔梗 10g,板蓝根 15g,牛蒡子 10g,甘草 10g,赤芍 10g,野菊花 30g,地丁 30g,柴胡 10g。

用法:水煎服,每剂 2 煎,每煎 200ml,口服,每日 2 次。

3. 芩蒡消蛾散(《中国中西医结合儿科学》)

功能:清热解毒,泻火利咽。

主治:乳蛾(肺胃热炽)。

组成:牛蒡子、黄芩、射干、桔梗、重楼、山慈菇、贯众、金荞麦、白芍、柴胡、石膏、莱菔子、枳实。

用法：水煎服，每剂 2 煎，每煎 200ml，口服，每日 2 次。

4. 银柴退热汤（《中医儿科杂志》）

功能：疏风清热解毒，消肿利咽排脓。

主治：乳蛾（肺胃热炽复感外邪）。

组成：柴胡 10g，黄芩 10g，金银花 10g，连翘 10g，桔梗 10g，牛蒡子 10g，山豆根 8g，射干 10g，板蓝根 10g，大青叶 10g，紫花地丁 10g，荆芥 10g，淡豆豉 10g，皂角刺 10g，漏芦 10g，炮穿山甲（先煎）6g，甘草 6g，焦三仙各 10g。

用法：水煎服，日 1 剂，温热服。

【其他疗法】

一、外治疗法

药物外治乳蛾红肿化脓者，先漱净口腔，用冰硼散或锡类散少许吹在扁桃体上。

二、针灸疗法

主穴：尺泽、孔最、列缺、合谷、肺俞、足三里。

配穴：少商、丰隆、曲池、中脘，用于痰热闭肺证；气海、关元、百会，用于阳气虚脱证。

【经典原文】

《重订囊秘喉书·乳蛾》："有单有双，有连珠……初起，一日疼，二日红肿，三日有形，如有细白星者，若发寒热，即飞蛾之凶症也。四日凶势定，治之，四五日可愈。其症生于喉旁。"

《儒门事亲·喉舌缓急砭药不同解二十一》"《内经》之言喉痹，则咽与舌在其间耳，以其病同是火，故不分也。后之医者，各详其状，强立八名，曰单乳蛾、双乳蛾、单闭喉、双闭喉、子舌胀、木舌胀、缠喉风、走马喉闭。热气上行，结薄于喉之两旁，近外肿作，以其形似，是谓乳蛾。一为单，二为双也。"

（姜之炎）

咳　嗽

【概述】

咳嗽是小儿常见的一种肺系病证。有声无痰为咳，有痰无声为嗽，有声有痰谓之咳嗽。一年四季均可发生，以冬春二季发病率高。任何年龄小儿皆可发病，以婴幼儿为多见。小儿咳嗽有外感和内伤之分，临床上小儿的外感咳嗽多于内伤咳嗽。西医学的急性支气管炎，慢性咳嗽包括儿童咳嗽变异性哮喘、过敏性咳嗽、上气道咳嗽综合征、感染后咳嗽、胃食管反流性咳嗽等，凡是以咳嗽为主症时，即可参照本篇辨治。

【主要病因病机】

小儿咳嗽发生的原因，主要为感受外邪，其中又以感受风邪为主，肺脾虚弱则是本病的主要内因。外感咳嗽多于内伤咳嗽。

1. 感受风邪　风邪（风寒、风热）致病，首犯肺卫，肺为邪侵，壅阻肺络，气机不宣，清肃失司，肺气上逆，则致咳嗽。

2. 湿热蕴肺　小儿脾常不足，易为乳食、生冷所伤，致脾失健运，水湿不能化生津液，水谷不能化生精微，酿为痰湿，上贮于肺；痰湿不化，郁而化热，痰热相结，阻于气道，肺失宣降。

3. 肺虚咳嗽　小儿禀赋不足，素体虚弱，或久病不愈耗伤正气，致使肺脾气虚，运化失司，气不布津，痰液内生，蕴于肺络。外感咳嗽日久不愈，正虚邪恋，热伤肺津，阴津受损，阴虚生内热，热伤肺络。

【辨证注意点】

1. 咳嗽辨证以八纲辨证为主。

2. 首先辨清外感、内伤，其次辨寒热，再次辨虚实。

3. 注意咳嗽的声音变化，咳痰的性状。

【辨证思路】

一、辨证要点

1. 首先辨外感、内伤

	外感咳嗽	内伤咳嗽
起病过程	发病较急	发病较缓
咳声	高扬	低沉
病程	短	长
特征性	伴有表证	伴有里证

2. 根据咳嗽的声音辨寒热虚实

疾病性质	咳嗽声音
实证	咳声洪亮有力
虚证	咳而声低气怯
风寒	咳嗽声重频作
风热	咳声高亢,或声浊不爽
痰湿	咳嗽痰鸣辘辘
痰热	咳声重浊,喉间痰鸣
气虚	咳声无力
阴虚	咳声嘶哑,气短声低

3. 根据咳痰的性状辨寒热虚实

疾病性质	咳痰性状
风寒或痰湿	痰白稀薄易咳出
风热或痰热	痰稠色黄
气虚	痰白清稀
阴虚	痰少而黏

二、辨证论治

外感咳嗽

表证、咳嗽情况，咽部情况
特征性症状
舌脉象

- 咳嗽频作，咽痒声重，痰白清稀
  发热恶寒，无汗
  舌苔薄白，脉浮紧或指纹浮红
  → **风寒咳嗽** → **治法**：疏风散寒，宣肺止咳 → **方药**：金沸草散
- 咳嗽不爽，口渴咽痛，痰黄黏稠
  发热恶风，微汗出
  舌红，苔薄黄，脉浮数或指纹浮紫
  → **风热咳嗽** → **治法**：疏风解热，宣肺止咳 → **方药**：桑菊饮

内伤咳嗽

咳嗽症状，咳痰色质
特征性症状
舌脉象

- 咳嗽痰多，色黄黏稠
  发热口渴，烦躁不宁，尿黄便干
  舌质红，苔黄腻，脉滑数或指纹紫
  → **痰热咳嗽** → **治法**：清肺化痰止咳 → **方药**：清金化痰汤
- 咳嗽痰多，色白而稀
  胸闷纳呆，神乏困倦
  舌淡红，苔白腻，脉滑
  → **痰湿咳嗽** → **治法**：燥湿化痰止咳 → **方药**：三拗汤合二陈汤
- 咳而无力，痰白清稀
  面色苍白，气短懒言，语声低微，自汗畏寒
  舌淡嫩，边有齿痕，脉细无力
  → **气虚咳嗽** → **治法**：健脾补肺，益气化痰 → **方药**：六君子汤
- 干咳无痰，或痰少而黏，或痰中带血，不易咳出
  口渴咽干，喉痒，声音嘶哑，午后潮热或手足心热
  舌红，苔少，脉细数
  → **阴虚咳嗽** → **治法**：养阴润肺，兼清余热 → **方药**：沙参麦冬汤

【病例思维程序示范】

病例1

患儿男，8岁，因“咳嗽5日”就诊。

患儿5天前因受凉出现咳嗽，痰黄黏稠，不易咳出，口渴，咽干，伴发热恶风，呼吸稍急，小便黄，大便偏干。患儿在此次发病过程中无恶心、呕吐，无腹痛、腹泻及其他不适。

查体：T38.2℃，P104次/min，R26次/min。神清，精神可，咽红，双侧扁桃体Ⅰ°肿大，无渗出，听诊双肺呼吸音稍粗，未闻及明显干湿啰音，心率104次/min，律齐，音有力，无杂音，腹软，肝脾肋下未及，肠鸣音不亢，腹壁反射、提睾反射存在，膝反射、跟腱反射正常，巴宾斯基征（-），布鲁津斯基征（-），克尼格征（-）。舌红，苔薄黄，脉浮数。

辨证思维程序：

第一步：首先分清外感咳嗽还是内伤咳嗽。

患儿起病急，病程短，伴有发热恶风等表证，为外感咳嗽。

第二步：再辨寒热虚实。

根据患儿咳嗽，痰黄黏稠，不易咳出，口渴，咽干，伴发热恶风，小便黄，大便偏干，为风热之邪，壅阻肺络，气机不宣，肺失清肃，属风夹热邪犯肺。

第三步：相关理化检查。

1. 血常规、C反应蛋白　了解是否有感染。
2. 病原学检查　明确诊断，便于正确施治。
3. 胸部X线检查　了解是否有肺部感染。

第四步：治疗。

本例患儿诊断为咳嗽（风热咳嗽证），治拟疏风散热，方用桑菊饮加减。

处方：桑叶9g，菊花9g，薄荷3g，连翘9g，大青叶9g，杏仁6g，前胡9g，桔梗6g，芦根15g，甘草3g。

（《黑龙江中医药》）

病例2

患儿女，7岁，因“鼻衄、头晕10天，伴咳嗽2日”就诊。

患儿本患鼻衄、头晕，体质干瘦，咽干暮甚，近日又增咳嗽，两颧发赤，口渴喜凉饮，小便量少，大便偏干，舌红，苔白，脉细数。

查体：T37.4℃，P98 次 /min，R26 次 /min，咽红，双侧扁桃体Ⅰ°肿大，无渗出，颈软，两肺呼吸音清，未闻及干湿啰音，心率 98 次 /min，律齐，心音有力，无杂音，腹软，肝脾肋下未及，肠鸣音不亢，腹壁反射存在，膝反射、跟腱反射正常，巴宾斯基征(-)，布鲁津斯基征(-)，克尼格征(-)。舌红，苔白，脉细数。

辨证思维程序：

第一步：首先分清外感咳嗽还是内伤咳嗽。

因患儿本患鼻衄、头晕，又素体干瘦，近日又增咳嗽，起病缓，病程长，且无明显发热恶风等表证，可辨为内伤咳嗽。

第二步：再辨寒热虚实。

根据患儿鼻衄、头晕未愈，又增咳嗽，咽干暮甚，两颧发赤，口渴喜凉饮，小便量少，大便偏干，舌红，苔白，脉细数，为旧疾日久不愈，正虚邪恋，热伤肺津，阴津受损，阴虚生内热，热伤肺络，或阴虚生燥，而致咳嗽。属阴虚咳嗽。

第三步：相关理化检查。

1. 血常规、C 反应蛋白　了解是否有感染。

2. 病原学检查　明确诊断，便于正确施治。

3. 胸部 X 线检查　了解是否有肺部感染。

第四步：治疗。

本例患儿诊断为属咳嗽(阴虚咳嗽证)，治拟养阴润肺，兼清余热，方用沙参麦冬汤加减。

处方：南沙参 10g，麦门冬 6g，生地黄 10g，玉竹 6g，天花粉 6g，甘草 3g，桑白皮 6g，炙冬花 6g，炙枇杷叶 6g。

(《刘弼臣临床经验辑要》)

【经验方及常用中成药】

一、常用中成药

1. 杏苏止咳冲剂　用于风寒咳嗽证。

2. 急支糖浆　用于风热咳嗽证。

3. 清宣止咳颗粒　用于风热咳嗽证。

4. 金振口服液　用于痰热咳嗽证。

5. 橘红痰咳液　用于痰湿咳嗽证。

6. 半夏露　用于痰湿咳嗽证。

7. 罗汉果止咳糖浆　用于阴虚咳嗽。

8. 养阴清肺糖浆　用于阴虚咳嗽。

二、经验方

1. 感寒咳嗽方(《惠直堂经验方》)

功能:疏风散寒。

主治:咳嗽(风寒咳嗽)。

组成:款冬花 15g,姜汁 25g,黄米糖 150g。

用法:顿化热服。

2. 祛痰丸(《瑞竹堂经验方》)

功能:祛风化痰。

主治:风痰喘嗽。

组成:人参 50g,木香 50g,天麻 50g,白术(煨)50g,茯苓 50g,青皮(去穣)50g,陈皮(去白)50g,槐角子 25g。

用法:上为细末,生姜自然汁打糊为丸,如梧桐子大,每服五、七十丸,食后临卧,温酒送下。

3. 定金丸(《惠直堂经验方》)

功能:清肺止嗽。

主治:咳嗽(痰热咳嗽)。

组成:薄荷 200g,桑皮 100g,天冬(去心)100g,麦冬(去心)100g,知母(去皮毛)100g,百部 100g,川贝 100g,柿霜 100g,真冰上为末。

用法:竹沥、梨汁、蜜煎膏为丸,弹子大,噙化。

【其他疗法】

针灸疗法

针刺取穴:

(1) 天突、内关、曲池、丰隆。

(2) 肺俞、尺泽、太白、太冲。

每日取穴 1 组,两组交替使用,每日 1 次,10~15 次为 1 个疗程,中等刺激,或针后加灸。用于气虚咳嗽。

【经典原文】

《诸病源候论·小儿杂病诸候·嗽候》:“嗽者,由风寒伤于肺也。肺主气,候皮毛,而俞在于背。小儿解脱,风寒伤皮毛,故因从肺俞入伤肺,肺感微寒,即嗽也。”

《幼幼集成·咳嗽证治》“凡有声无痰谓之咳,肺气伤也;有痰无声谓嗽,脾湿动也;有声有痰谓之咳嗽,初伤于肺,继动脾湿也。”

（姜之炎）

肺 炎 喘 嗽

【概述】

肺炎喘嗽是小儿时期常见的肺系疾病之一,临床以发热、咳嗽、痰壅、气急、鼻煽为主要症状,重者可见张口抬肩、呼吸困难、面色苍白、口唇青紫等症。本病相当于西医学中的小儿肺炎。肺炎喘嗽的病名首见于谢玉琼的《麻科活人全书》,该书叙述麻疹出现“喘而无涕,兼之鼻煽”症状时,称为“肺炎喘嗽”。本病一年四季都可发生,尤以冬春两季为多,好发于婴幼儿,年龄越小发病率越高,病情越重。本病若治疗及时得当,一般预后良好。

【主要病因病机】

本病外因责之于感受风邪,或由其他疾病传变而来;内因责之于小儿形气未充,肺脏娇嫩,卫外不固。病位在肺,常累及于脾,重者可内窜心肝。病机关键为肺气郁闭。

1. 风寒闭肺　风寒之邪外侵,由皮毛而入,寒邪束肺,肺气郁闭,失于宣降,肺气上逆。

2. 风热闭肺　风热之邪侵袭,或外感风寒化热,热邪闭肺,肺气郁阻,失于宣肃,则致发热,咳嗽;邪闭肺络,水道通调失职,水液输化无权,留滞肺络,凝聚为痰,或温热之邪灼伤肺津,炼液为痰,痰阻气道,壅盛于肺。

3. 痰热闭肺　邪热闭阻于肺,导致肺失于宣肃,肺津因之熏灼凝聚,痰热胶结,闭阻于肺。

4. 毒热闭肺　肺热炽盛,郁滞不解,蕴生毒热,热深毒亦深,闭阻于肺。

5. 肺阴亏虚　小儿肺脏娇嫩,久热久咳,邪热耗伤肺阴。

6. 肺脾气虚　体质虚弱或伴有其他疾病者,感受外邪后易累及于脾,导致病情迁延不愈。肺气耗伤太过,正虚未复,余邪留恋。

7. 心阳虚衰　小儿肺脏娇嫩,或素体虚弱,感邪之后,病情进展,由肺而涉及其他脏腑。如肺为邪闭,气机不利,气滞血瘀,血行不畅,心失所养,心气不足,心阳不能运行敷布全身,则出现心阳虚衰之变证。

8. 邪陷厥阴　小儿感受风温之邪,易化热化火,若热毒之邪炽盛,热炽化火,内陷厥阴,引动肝风,则可致神昏、抽搐之邪陷厥阴证。

【辨证注意点】

1. 本病辨证重在辨常证和变证。常证重在辨表里、寒热、虚实,以及痰重、热重;变证重在辨重症、危症。

2. 初期辨风寒、风热。

3. 极期辨痰重、热重。

4. 恢复期辨气虚、阴伤。

5. 重症辨心阳虚衰和邪陷厥阴。

【辨证思路】

一、明确诊断

1. 起病较急,有发热、咳嗽、气急、鼻煽、痰鸣等症,或有轻度发绀。

2. 病情严重时,常见喘促不安,烦躁不宁,面色苍白,口唇青紫发绀,或高热不退。

3. 新生儿患肺炎时,常以不乳、精神萎靡、口吐白沫等症状为主,而无上述典型表现。

4. 肺部听诊可闻及较固定的中细湿啰音,常伴干性啰音,如病灶融合,可闻及管状呼吸音。

5. X线检查见肺纹理增多、紊乱,肺部透亮度降低或增强,可见小片状、斑片状阴影,也可出现不均匀的大片状阴影。

6. 实验室检查

(1) 血象检查:细菌引起的肺炎,白细胞总数较高,中性粒细胞增多;若由病毒引起，白细胞总数正常或降低，有时可见异型淋巴细胞。

（2）病原学检查：通过细菌培养、病毒分离和鉴别，可获得相应的病原学诊断；病原特异性抗原或抗体检测常有早期诊断价值。

二、鉴别诊断

疾病	鉴别
咳嗽（急性气管支气管炎）	咳嗽，咳痰，可伴有发热，但无喘促、鼻煽，肺部听诊可闻及干啰音或者不固定的粗湿啰音，胸部 X 线检查可见肺纹理增粗紊乱
哮喘	反复发作性的咳嗽喘息气促，喉间痰鸣，呼气延长，常不发热，肺部听诊以哮鸣音为主，可有家族史或过敏史

三、辨证要点

1. 辨风寒、风热

	风寒	风热
发热	恶寒发热，无汗	发热恶风，汗出
痰	痰白而稀	痰黄而黏
鼻涕	鼻流清涕	鼻流黄涕
咽部	咽不红，口不渴	咽红，口渴
舌象	舌淡红，苔薄白	舌红苔薄黄
脉象或指纹	脉浮紧，指纹浮红	脉浮数，指纹浮紫

2. 辨痰重、热重

	痰重	热重
证候	咳嗽剧烈，气促鼻煽，痰多喉鸣，痰声辘辘	高热不退，面赤唇红，便秘尿赤
舌象	舌红，苔白滑而腻	舌红，苔黄燥
脉象	脉滑	脉洪大

3. 辨气虚、阴伤

	气虚	阴伤
咳痰情况	咳嗽无力，痰稀易咳	干咳无痰
出汗	动则汗出	低热盗汗

续表

	气虚	阴伤
面色	面色少华	面色潮红
舌象	舌质淡，舌苔薄白	舌红少津，舌苔花剥、苔少或无苔

四、辨证论治

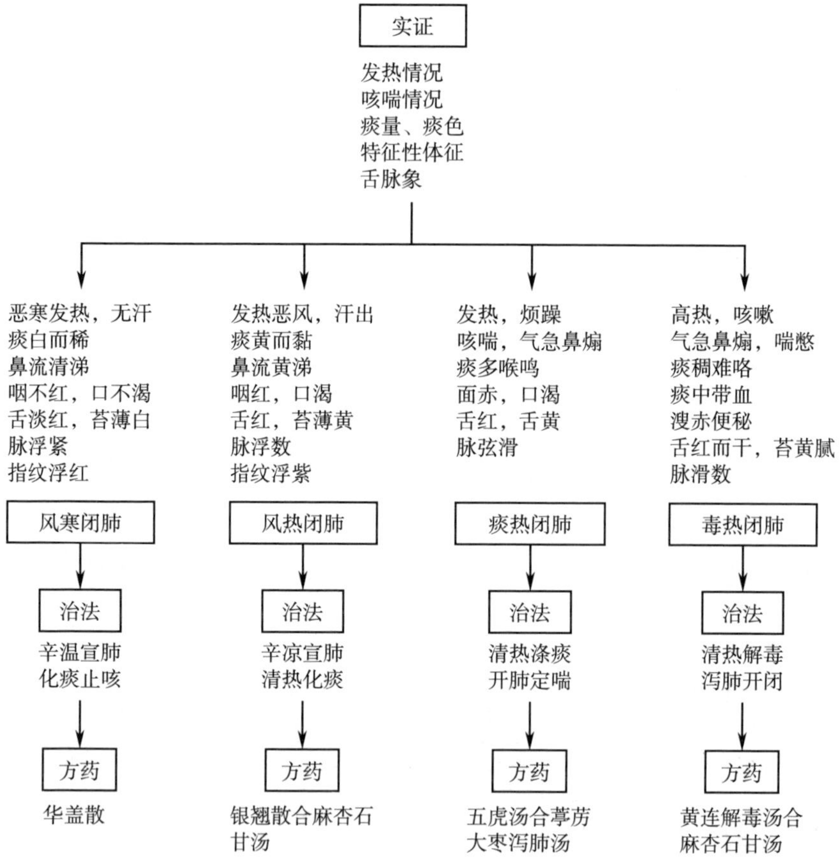

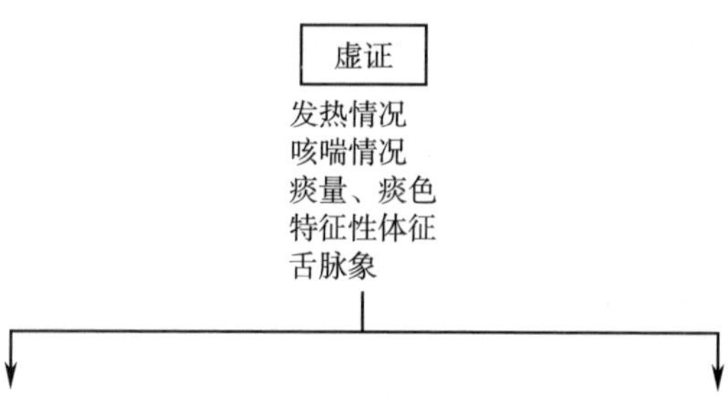

干咳无痰
低热盗汗
面色潮红
舌质红乏津
舌苔花剥、苔少或无苔
脉细数

阴虚肺热

↓

治法

养阴清肺，润肺止咳

↓

方药

沙参麦冬汤

咳嗽无力
痰稀易咳
面色少华
动则汗出
纳差，乏力，易感冒
舌淡，苔薄白
脉细无力

肺脾气虚

↓

治法

补肺健脾，益气化痰

↓

方药

人参五味子汤

变证

精神神志情况
呼吸、四肢情况
特征性症状
舌脉象

烦躁不宁，口唇紫绀，
呼吸浅促，额汗不温，
四肢厥冷，心悸动数，
右胁痞块
舌质略紫，苔薄白
脉细弱而数
指纹青紫，可达命关

心阳虚衰

↓

治法

温补心阳，救逆固脱

↓

方药

参附龙牡救逆汤

壮热烦躁，神昏谵语，
四肢抽搐，口噤项强
舌质红绛
指纹青紫，可达命关
或透关射甲

邪陷厥阴

↓

治法

平肝息风，清心开窍

↓

方药

羚角钩藤汤合牛黄清心丸

【病例思维程序示范】

病例1

患儿张某，男，6岁1个月，2014年10月16日初诊。

发热、咳嗽 4 天。患儿 4 天前出现发热，体温高达 39.7℃（耳温），无畏寒、寒战，咳嗽逐渐加剧，昼夜均咳，痰不易咳出，鼻塞，流浊涕，家长擅自给患儿服退热药及止咳药，未见好转。胃纳欠振，大便偏干。既往史：有“肺炎”病史 1 次。体格检查：呼吸平稳，无气急发绀，面色红赤，咽部充血，扁桃体Ⅰ°肿大，心脏听诊无殊，两肺呼吸音粗，未闻及啰音，舌质红，苔薄腻，脉浮滑数。血常规：WBC 9.1×10^9/L，N 55.7%，CRP 25mg/L。胸部 X 线检查：支气管肺炎。

第一步：明确诊断。

患儿发热咳嗽 4 天，咳嗽逐渐加剧，昼夜均咳，痰不易咳出。血常规：WBC 9.1×10^9/L，N 55.7%，CRP 25mg/L。胸部 X 线检查：支气管肺炎。以上情况符合肺炎诊断。

第二步：辨明证型。

患儿高热，咳嗽，痰不易咳出，鼻塞，流浊涕，面色红赤，咽部充血，舌质红，苔薄腻，脉浮滑数，为风热之邪侵袭，热邪闭肺，肺气郁阻，失于宣肃而发。属风热闭肺证。

第三步：相关理化检查。

1. 血常规、C 反应蛋白　明确感染情况。
2. 肺炎支原体　明确有无肺炎支原体感染。
3. 呼吸道病毒　明确病原体。
4. 抗链球菌溶血素 O　明确有无乙型溶血性链球菌感染。
5. 肝肾功能、心肌酶谱　明确感染有无影响肝、肾、心功能。
6. 血培养及痰培养　明确致病菌，指导抗菌药物使用。
7. 胸部 CT 检查　明确肺部感染情况。

第四步：治疗。

本例患儿诊断为肺炎喘嗽（风热闭肺证），治拟辛凉宣肺，清热化痰，方用麻杏石甘汤加减。

处方：炙麻黄 6g，杏仁 9g，甘草 6g，石膏 30g（先煎），桔梗 6g，浙贝母 10g，三叶青 6g，前胡 9g，柴胡 6g，黄芩 6g，姜半夏 9g，枳壳 6g。4 剂。

西医处理：阿奇霉素 0.19g，口服 3 天。

复诊：患儿服药后次日热退，咳嗽好转，夜间不咳，痰不易咳出，胃纳正常，大便偏溏，舌质偏红，苔薄，脉滑。治拟清宣化痰。

处方：桔梗 6g，甘草 6g，杏仁 9g，浙贝母 10g，蝉衣 6g，僵蚕 6g，三叶青 6g，黄芩 9g,姜半夏 9g,北沙参 10g,陈皮 6g,炒谷芽 12g。7 剂。

患儿服药 7 剂后诸证消失。

(《盛丽先儿科临证经验》)

病例 2

徐某,女,3 岁。因“咳嗽 5 天,伴发热 3 天”就诊。

患儿 5 天前受凉后出现咳嗽,呈阵发性刺激性咳嗽,无呛咳及犬吠样咳,咳毕无鸡啼样吸气尾音,喉中痰鸣,自予“肺力咳”口服。3 天前又出现发热,呈中高度不规则热,无皮疹及抽搐,喘息气促,口服阿奇霉素干混悬剂(希舒美)2 天,热不退,咳喘加重。自发病以来,纳差,大便干,小便赤,寐尚安。

查体:T 39.2℃ (耳温),精神可,呼吸略促,无发绀,咽充血,双肺呼吸音粗,可及中细湿啰音及喘鸣音,心音有力,心率 120 次 /min,律齐,无杂音。腹软,肝脾未触及肿大。神经系统查体阴性。舌红,苔黄腻,脉滑数。

实验室检查:血常规:WBC 15.6×10^9/L,N 75%,L 13.5%,M 10.5%,CRP 10mg/L。胸部 X 线检查示:双肺纹理增深模糊,两下肺可见模糊小斑片影。

辨证思维程序:

第一步:明确诊断。

患儿咳嗽喘促,伴发热,喉中痰鸣,肺部闻及固定的中细湿啰音,胸部 X 线检查可见两下肺模糊小斑片影,符合肺炎喘嗽诊断。

第二步:辨明证型。

患儿有发热,咳嗽,喘促,喉中痰鸣,舌红,苔黄腻,脉滑数等症状、体征,此为邪热闭阻于肺,导致肺失于宣肃,属痰热闭肺证。

第三步:相关理化检查。

1. 血常规、C 反应蛋白　明确感染情况。
2. 肺炎支原体　明确有无肺炎支原体感染。
3. 呼吸道病毒　明确病原体。
4. 抗链球菌溶血素 O　明确有无乙型溶血性链球菌感染。
5. 肝肾功能、心肌酶谱　明确感染有无影响肝、肾、心功能。
6. 血培养及痰培养　明确致病菌,指导抗菌药物使用。
7. 胸部 CT 检查　明确肺部感染情况。

第四步:治疗。

本例患儿诊断为肺炎喘嗽(痰热闭肺证),治拟清热涤痰,开肺定喘,方用五虎汤合葶苈大枣泻肺汤加减。

处方:麻黄 3g,杏仁 6g,石膏 15g,甘草 3g,苏子 9g,葶苈子 9g,桑白皮 9g,浙贝母 9g,鱼腥草 9g,黄芩 9g。

(自拟医案)

【经验方及常用中成药】

一、常用中成药

1. 通宣理肺口服液　用于风寒闭肺证。

2. 小儿肺热咳喘口服液　用于风热闭肺和痰热闭肺证。

3. 金振口服液　用于痰热闭肺证。

4. 养阴清肺口服液　用于阴虚肺热证。

5. 玉屏风散颗粒　用于肺脾气虚证。

二、经验方

1. 清肺通络汤(《中国中医基础医学杂志》)

功能:清热宣肺,通络化痰。

主治:支原体肺炎。

组成:桑白皮 9g,地骨皮 9g,桃仁 9g,矮地茶 9g,地龙 9g,苏子 9g,葶苈子 9g,甘草 3g。

用法:水煎服,日一剂,分两次服。

2. 清肺饮(《世界最新医学信息文摘》)

功能:清热宣肺,通络化痰。

主治:支原体肺炎。

组成:黄芩、连翘、射干、川贝等。

用法:水煎服,日一剂,分两次服。

3. 宣肺化痰汤(《广州中医药大学学报》)

功能:辛开苦降,清热化痰。

主治:肺炎喘嗽(痰热闭肺)。

组成:瓜蒌皮 6g,瓜蒌仁 6g,法半夏 6g,川黄连 3g,苇茎 10g,青天葵 7g,桑白皮 7g,川地骨皮 6g,知母 6g,北杏仁 7g,甘草 7g。

用法:水煎服,日一剂,分两次服。

4. 健脾化痰方(《陕西中医》)

功能:健脾化痰。

主治:肺炎喘嗽(肺脾气虚证)。

组成:党参、炒白术、茯苓各 5g,陈皮、薏苡仁各 4g,半夏、川贝母各 3g,生甘草 2g。

用法:水煎服,日一剂,分两次服。

【其他疗法】

一、敷胸疗法

大黄、芒硝、大蒜各 15~30g,共研细末。以温食醋调和成膏状,置于纱布上,贴在背部,每日一次。用于大叶性肺炎。

二、穴位敷贴疗法

白芥子、延胡索、葶苈子、细辛、花椒目等研末,调成膏状,桑白皮纸包裹,敷于天突、大椎穴,每日一次。用于支气管肺炎。

三、耳穴贴压

肺、气管、神门、脾。用于支气管肺炎。

四、拔罐疗法

取肩胛双侧下部,拔火罐。每次 5~10 分钟,每日 1 次,5 日为 1 个疗程。用于肺炎后期湿性啰音久不消失者。

【经典原文】

《素问·通评虚实论》:“乳子中风热,喘鸣肩息者,脉何如?岐伯曰:喘鸣肩息者,脉实大也。缓则生,急则死”。

《医宗金鉴》:“暴喘传名马脾风,胸高胀满胁作坑,鼻窍煽动神闷乱,五虎一捻服最灵”。

(姜永红)

哮　　喘

【概述】

哮喘是小儿时期常见的一种反复发作的哮鸣气喘性肺系疾病。临床以发作时喘促气急，喉间痰鸣，呼气延长，严重者不能平卧，呼吸困难，张口抬肩，摇身撷肚，唇口青紫为特征。常在清晨或夜间发作或加剧。“哮以声响言，喘以气息言”，哮必兼喘，故通称哮喘。本病相当于西医学的喘息性支气管炎、支气管哮喘等疾病。本病有明显的遗传倾向，初发年龄以1~6岁多见。本病发作有较明显的季节性，以冬季及气候多变时易于发作。大多数病儿可经治疗缓解或自行缓解。如长时间反复发作，会影响到肺的功能，甚至造成肺肾两虚，喘息持续，难以缓解，或反复发作，甚至终身不愈。

【主要病因病机】

哮喘的发病机制主要在于外因诱发，触动伏痰，痰随气升，气因痰阻，相互搏结，阻塞气道，宣肃失常，气逆而上，出现咳嗽、气喘哮鸣，呼吸困难。

1. 痰伏于肺是病机关键　伏痰的是由于肺、脾、肾等脏腑功能失调，津液停聚而成。

2. 发作期以邪实为主，有寒热之分。

（1）寒性哮喘：外感风寒，或内伤生冷，或素体阳虚，气不化津，致寒痰内伏，均表现为寒性哮喘。

（2）热性哮喘：外感风热，或寒痰久伏化热，或素体阴虚，痰热郁肺，则表现为热性哮喘。

（3）外寒内热：由于素体阳盛，复感风寒，或外寒未解，里热已成，则外寒内热，形成寒包火。

3. 迁延期邪实正虚，虚实夹杂。

（1）风痰恋肺，肺脾气虚：小儿肺脾气虚，伏风痰饮内着留恋不解，哮喘减而未平，静则气息平和，动则喘鸣发作。

（2）风痰恋肺，肾气亏虚：若肾气亏虚，纳摄无权，风痰恋肺日久难消，导致哮喘迁延难愈。

4. 缓解期以正虚为主，有肺、脾、肾之别。

（1）肺脾气虚：哮喘反复发作，肺气耗散，肺虚则脾气亦虚，脾虚不运，则停湿生痰，痰浊上贮，则呼吸不利。

（2）脾肾阳虚：肺脾久虚，可导致肾气虚弱，或患儿先天肾气未充，均可表现为后天脾肾阳虚，阳气虚则摄纳失职，气逆于上，产生喘气不足以息。

（3）肺肾阴虚：患儿素体阴虚，或肺热伤阴，或过食温热之品伤阴，则致肺肾阴虚，失于润养，肺主气、司呼吸功能失职，可使哮喘反复发作。

【辨证注意点】

1. 辨发作期、迁延期和缓解期。

2. 发作期以邪实为主，重点辨寒热。

3. 迁延期重点辨脏腑。

4. 缓解期以正虚为主，重点辨脏腑，再辨气、阴、阳之虚。

5. 辨轻重险逆和诱发因素。

【辨证思路】

一、明确诊断

1. 常突然发作，发作之前，多有喷嚏、咳嗽等先兆症状。发作时喘促，气急，喉间痰鸣，咳嗽阵作，甚者不能平卧，烦躁不安，口唇青紫。

2. 有反复发作的病史。发作多与某些诱发因素有关，如气候骤变、受凉受热、进食或接触某些过敏物质等。

3. 多有婴儿期湿疹史，家族哮喘史。

4. 肺部听诊　发作时两肺闻及哮鸣音，以呼气时明显，呼气延长。支气管哮喘如有继发感染，可闻及湿啰音。

5. 血象检查　一般情况下，支气管哮喘的白细胞总数正常，嗜酸性粒细胞可增高；伴肺部细菌感染时，白细胞总数及中性粒细胞均可增高。

6. 肺功能　呼气峰流速（PEF）的日间变异率是诊断哮喘和反映其严重程度的重要指标。如日间变异率 >20%，使用支气管扩张剂后其值增加 20% 可以诊断为哮喘。气管激发试验有助于确诊。

二、鉴别诊断

疾病	鉴别
肺炎喘嗽	以发热、咳嗽、痰鸣、气喘为主症，两肺以固定的中细湿啰音为主，胸部X线检查可见斑片状阴影
毛细支气管炎	多见于1岁以内婴儿，冬春两季发病较多。喘憋明显，易导致哮喘，多由呼吸道合胞病毒感染引起

三、辨证要点

1. 辨寒热

	寒	热
痰液性质	痰白清稀或泡沫样痰	痰稠黄难咳出
鼻涕性质	鼻塞，流清涕	鼻塞，流黄稠涕
兼证	伴形寒肢冷、风寒表证	伴身热、面赤、唇红、心烦、尿黄、便秘
舌象	舌淡红，苔白滑或薄白	舌质红，苔黄
脉象或指纹	脉浮紧，指纹红	脉滑数，指纹紫

2. 辨虚实

	实证	虚证
病程	新病初起	久发不止
咳喘	喘咳痰涌，声高息粗	喘咳息微，气短难续
脉象	脉数有力	脉弱无力

3. 辨脏腑

脏腑	表现
在肺	自汗出，反复感冒，痰多，便溏
在脾	食少便溏，动则气短，面色㿠白，形寒肢冷
在肾	面色潮红，消瘦气短，干咳少痰，舌红少苔，脉细数

四、辨证论治

发作期

咳喘情况
咳痰情况
特征性症状
舌脉象

1. 恶寒无汗，咳嗽气喘
喉间痰鸣，痰多白沫
形寒肢冷，鼻流清涕，
面色淡白
舌淡红，苔白滑
脉浮滑
→ **寒性哮喘** → **治法**：温肺散寒，化痰定喘 → **方药**：小青龙汤合三子养亲汤

2. 咳嗽喘息，声高息涌
喉间痰鸣，咳痰稠黄
胸膈满闷，身热面赤，
口干咽红，尿黄便秘
舌质红，苔黄
脉滑数
→ **热性哮喘** → **治法**：清肺涤痰，止咳平喘 → **方药**：麻杏石甘汤合苏葶丸

3. 喘促气急，咳嗽痰鸣
咳痰黏稠，色黄
鼻塞喷嚏，流清涕或恶寒
发热，大便干结，尿黄
舌红，苔白
脉滑数或浮紧
→ **外寒内热** → **治法**：解表清里，定喘止咳 → **方药**：大青龙汤

迁延期

辨脏腑虚实
特征性症状
舌脉象

1. 咳喘减而未平，动则气喘
面色少华，易于出汗，平
素易感，神疲纳呆，大便
稀溏
舌质淡，苔薄白或白腻
脉细弱，指纹淡滞
→ **风痰恋肺，肺脾气虚** → **治法**：祛风化痰，补益肺脾 → **方药**：射干麻黄汤合人参五味子汤

2. 气喘，喉间哮鸣久作未止，
喘息无力，动则尤甚，喘
促胸满，咳嗽痰鸣
畏寒肢冷，小便清长
舌质淡，苔薄白或白腻
脉细弱或沉迟，指纹淡滞
→ **风痰恋肺，肾气亏虚** → **治法**：泻肺祛痰，补肾纳气 → **方药**：偏上盛者用苏子降气汤
偏下虚者用都气丸合射干麻黄汤

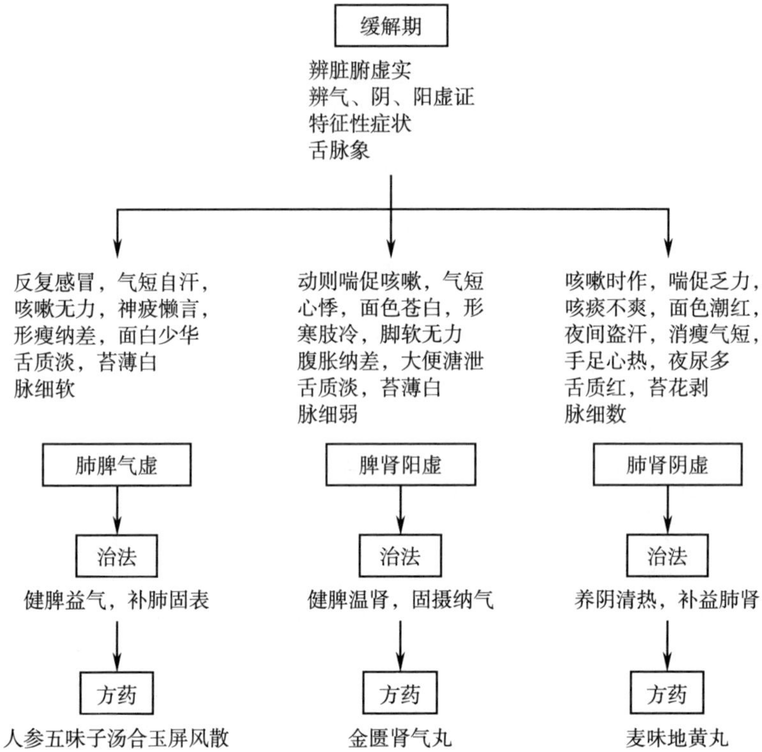

【病例思维程序示范】

病例 1

江某，男，10 岁。2013 年 1 月 17 日初诊。

患儿咳喘频发近 2 年余，平均每月发病 1~2 次，持续 5~8 天，需静脉滴注肾上腺皮质激素、抗生素等药方能缓解。3 天前无明显诱因出现咳嗽频作，喘促痰鸣，每天下半夜喘息尤剧，二便尚调，胃纳减少，夜寐欠安。查体：神志清，精神软，面色苍白，咽略红，喉核略肿，两肺呼吸音粗，可闻及少许哮鸣音，心率 98 次 /min，律齐，心音有力，腹软，舌质红，苔薄黄腻，脉滑数。既往史：过敏性鼻炎。

辨证思维程序：

第一步：明确诊断。

患儿素有喘疾，现咳喘 3 天，咳嗽频作，喘促痰鸣，两肺呼吸音粗，可闻及少许哮鸣音，既往有过敏性鼻炎史，符合支气管哮喘诊断。

第二步：辨明证型。

患儿咳嗽，喘促痰鸣，咽略红，喉核略肿，舌质红，苔薄黄腻，脉滑数，为痰热蕴肺，壅阻气道，肺失清肃，气逆而上出现气喘，属热性哮喘。

第三步：相关理化检查。

1. 血常规、CRP　明确感染情况。

2. 嗜酸性粒细胞　判断有无过敏。

3. 肺功能　判断气道阻塞的部位，评估疾病的性质和严重程度。

4. 胸部 X 线检查　明确肺部感染情况。

5. 血气分析　了解肺换气功能及其酸碱平衡状态。

6. 过敏原测试　了解患者对哪些物质过敏。

第四步：治疗。

本例患儿诊断为哮喘（热性哮喘），治拟清肺涤痰，止咳平喘，方用麻杏石甘汤合苏葶丸加减。

处方：炙麻黄 5g，光杏仁 9g，紫苏子 9g，莱菔子 9g，甜葶苈 9g，酒黄芩 9g，广地龙 9g，川椒目 9g，辛夷花 5g，炙百部 9g，天竺子 9g，苦秦皮 9g，炙甘草 3g。7 剂。每日 1 剂，水煎 2 次，共取汁 200ml，分 2~3 次温服。

二诊：2013 年 1 月 24 日。患儿喘促已平，咳嗽时作，喉中痰多，咳吐欠畅，纳增寐安，二便尚调。咽淡红，两肺呼吸音粗，未闻及哮鸣音及湿啰音，舌淡红，苔薄白腻，脉滑。证属痰浊未清，肺失宣肃，治拟宣肺降气，化痰止咳，方用三拗汤合苏葶丸和二陈汤加减。

处方：炙麻黄 5g，光杏仁 9g，紫苏子 9g，莱菔子 9g，葶苈子 9g，云茯苓 9g，制半夏 9g，广陈皮 5g，炙百部 9g，天竺子 9g，苦秦皮 9g，酒黄芩 9g，广地龙 9g，川椒目 9g，辛夷花 5g，炙甘草 3g。5 剂，煎服法同上。

三诊：2013 年 1 月 29 日。患儿咳嗽偶作，无喘促痰鸣，纳谷欠馨，寐安便调。双肺呼吸音稍粗，未闻及啰音。舌质淡红，苔薄白，脉小滑。证属肺脾两虚、痰饮留伏，治宜补肺益气，健脾化痰，方用玉屏风散合二陈汤方加味。

处方：绵黄芪 9g，炒白术 9g，青防风 5g，云茯苓 9g，制半夏 9g，广陈皮 5g，酒黄芩 9g，广地龙 9g，辛夷花 5g，炙内金 9g，川椒目 9g。7 剂，煎服法同上。

（《虞坚尔医话医案选》）

病例 2

患儿，男，9 岁。于 1976 年 6 月 12 日初诊。

患儿于襁褓时有“乳癣”史。四岁起开始发哮喘，每逢春秋气候转变之际必见发作，且逐年加重。近一周来，出现咳呛气急，胸闷气憋，喉有哮鸣，痰色黄稠，有时不易咳出，口渴，喜饮凉水，身热（体温 38.2℃），汗多，舌苔薄黄，脉象滑数。

检查：两肺哮鸣音满布。血常规：白细胞 5.8×10^9/L，嗜酸性粒细胞 3%，中性粒细胞 56%，淋巴细胞 41%。

辨证思维程序：

第一步：明确诊断。

患儿素有喘疾，近一周来出现咳呛气急，胸闷气憋，喉有哮鸣，两肺哮鸣音满布。符合支气管哮喘诊断。

第二步：辨明证型。

患儿痰色黄稠，口渴，喜饮凉水，身热（体温 38.2℃），汗多，舌苔薄黄，脉象滑数，为痰热蕴肺，壅阻气道，肺失清肃所致，属热性哮喘。

第三步：相关理化检查。

1. 血常规、CRP　明确感染情况。
2. 嗜酸性粒细胞　判断有无过敏。
3. 肺功能　判断气道阻塞的部位，评估疾病的性质和严重程度。
4. 胸部 X 线检查　明确肺部感染情况。
5. 血气分析　了解肺换气功能及其酸碱平衡状态。
6. 过敏原测试　了解对哪些物质过敏。

第四步：治疗。

本例患儿诊断为哮喘（热性哮喘），治拟清肺涤痰，止咳平喘，方用定喘汤加减。

处方：带节麻黄 4.5g，杏仁 9g，生石膏 30g，生甘草 9g，黄芩 9g，桑白皮 9g，款冬花 9g，瓜蒌仁 9g，鱼腥草 30g。

二诊：6 月 14 日。服药两剂后身热已退，惟仍咳嗽气急，咳痰不畅，口干欲饮水，手足心热，大便干燥，舌红少津。再以原法出入。

处方：炙麻黄 4.5g，杏仁 9g，桑白皮 9g，黄芩 9g，瓜蒌仁 9g，苏子 9g，沙参 9g，麦冬 9g，象贝母 9g，生甘草 9g，芦根 30g。

三诊:6 月 19 日。上药服五剂后,咳呛气急俱见控制,余症亦见明显好转,口和便畅,舌转红润,续予服药调理而愈。

(《徐仲才医案医论集》)

【经验方及常用中成药】

一、常用中成药

1. 小青龙口服液　用于寒性哮喘。
2. 三拗片　用于寒性哮喘。
3. 小儿肺热咳喘口服液　用于热性哮喘。
4. 小儿宣肺止咳颗粒　用于外寒内热证。
5. 玉屏风口服液　用于肺脾气虚证。

二、经验方

1. 六味小青龙汤(《儿科心鉴》)

功能:温肺散寒,化痰平喘。

主治:哮喘(寒性哮喘)。

组成:细辛 3g,麻黄 4.5~9g,干姜 6g,姜半夏 9g,五味子、甘草各 3g。

用法:水煎服,日一剂,分两次服。

2. 平喘方(《中华中医药学刊》)

功能:清热宣肺,止咳平喘。

主治:哮喘(热性哮喘)。

组成:炙麻黄,杏仁,苏子,葶苈子,莱菔子,桃仁,黄芩,地龙,甘草。

用法:水煎服,日一剂,分两次服。

3. 健脾补肺化痰方(《中医儿科杂志》)

功能:健脾补肺,益气化痰。

主治:哮喘(肺脾气虚证)。

组成:黄芪 15g,太子参 15g,炒白术 10g,茯苓 10g,山药 10g,薏苡仁 10g,白扁豆 10g,陈皮 6g,葶苈子 6g,砂仁 5g,桔梗 8g,炙甘草 6g。

用法:水煎服,日一剂,分两次服。

【其他疗法】

一、穴位敷贴疗法

白芥子，延胡索，甘遂，细辛。共研细末，加生姜汁调稠如 1 分硬币大，分别贴在肺俞、膏肓、定喘等穴。若贴后皮肤发红，局部出现小疱疹，可提前揭去。贴药时间为每年夏天的三伏天，连用 3 年。

二、耳穴贴压疗法

发作期：平喘、神门、肾上腺、肺、气管、鼻、皮质下。

缓解期：肺、脾、肾、内分泌、鼻。

三、针灸疗法

发作期：取定喘、天突、内关。咳嗽痰多者，加膻中、丰隆。

缓解期：取大椎、肺俞、足三里、肾俞、关元、脾俞。每次取 3~4 穴，轻刺加灸，隔日 1 次，在好发季节前做预防性治疗。

【经典原文】

《万氏秘传片玉心书·哮喘门》："哮喘之证有二：不离痰火。有卒感风寒而得者，有曾伤盐水而得者，有伤醋汤而得者，至天阴则发，连绵不已。轻则用五虎汤一贴，重则葶苈丸治之。此皆一时急解之法，若要断根，常服五圣丹，外用灸法。"

《幼科发挥·喘嗽》："或有喘病，遇寒冷而发，发则连绵不已，发过如常，有时复发，此为宿疾，不可除也。"

《证治汇补·哮病》云："哮即痰喘之久而常发者，因内有壅塞之气，外有非时之感，膈有胶固之痰，三者相合，闭拒气道，搏击有声，发为哮病。"

（姜永红）

脾系病证

鹅　口　疮

【概述】

鹅口疮是以口腔、舌上满布白屑为主要临床特征的一种口腔疾病。因其状如鹅口，故称鹅口疮；因其色白如雪片，故又名“雪口”。本病一年四季均可发生。多见于初生儿，以及久病体虚婴幼儿。轻者治疗得当，预后良好；若体虚邪盛者，鹅口疮白屑蔓延，阻碍气道，也可影响呼吸，甚至危及生命。

【主要病因病机】

鹅口疮的发病，可由胎热内蕴，口腔不洁，感受秽毒之邪所致。其主要病变在心脾。

1. 心脾积热　可因孕妇平素喜食辛热炙煿之品，胎热内蕴，遗患胎儿，或因出生后不注意口腔清洁，黏膜破损，为秽毒之邪所侵。秽毒积热蕴于心脾，熏灼口舌，故出现鹅口疮实证证候。

2. 虚火上浮　多由胎禀不足，肾阴亏虚；也有因病后失调，久病体虚，或久泻久利，津液大伤，脾虚及肾，气阴内耗。阴虚水不制火，虚火循经上炎，而致发生鹅口疮虚证证候。

【辨证注意点】

1. 本病以初生儿以及久病体虚婴幼儿多见。

2. 本病以八纲辨证为主，重在辨虚实、轻重。

【辨证思路】

一、明确诊断

1. 多见于新生儿，久病体弱者，或长期使用抗生素及激素患者。

2. 舌上、颊内、牙龈或上腭散布白屑，可融合成片。重者可向咽喉处蔓延，影响吸奶与呼吸，偶可累及食管、肠道、气管等。

3. 取白屑少许涂片，加 10% 氢氧化钠液，置显微镜下，可见白念珠菌芽孢及菌丝。

二、鉴别诊断

疾病	鉴别
白喉	是一种传染病。白喉假膜多起于扁桃体，渐次蔓延于咽或鼻腔等处，其色灰白，不易擦去，若强力擦去则易出血，多有发热、喉痛、疲乏等症状，病情严重
口疮	口腔黏膜出现黄白色溃疡点，大小不等，外有红晕，甚则满口糜腐，疼痛流涎，可伴发热或颌下淋巴结肿大、疼痛
残留奶块	其状与鹅口疮相似，但以温开水或棉签轻拭，即可除去奶块

三、辨证要点

1. 辨虚实

	实证	虚证
病程	短	长
症情	口腔白屑堆积，周围焮红	口腔白屑较少，周围不红
兼证	伴发热、面赤、心烦口渴、尿赤便秘	伴消瘦、神疲虚烦、颧红

2. 辨轻重

	轻症	重症
症情	白屑较少，范围局限	白屑堆积，甚或蔓延到鼻腔、咽喉、气道、胃肠
兼证	全身症状轻微或无，饮食、睡眠正常	可伴高热、烦躁、哭闹、吐泻、气促及吮吸困难

四、辨证论治

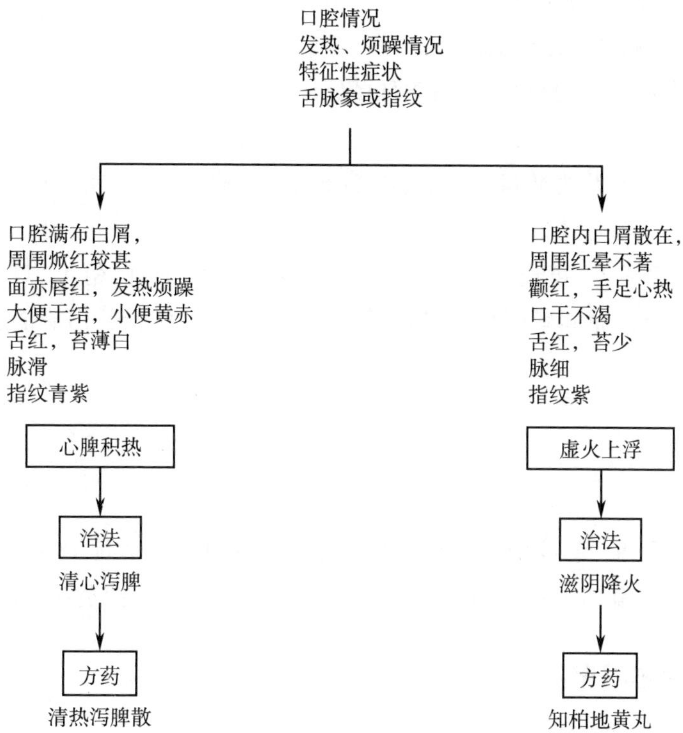

【病例思维程序示范】

病例 1

金某,男,6 个月。1990 年 4 月 6 日诊。

患儿起病 6 天,发热,偶咳,流涕。用抗生素治疗 4 天热降,但患儿进乳时不宁,口舌出现白色乳块样物,大便夹有不消化物,小便黄少。患儿神烦,面赤,唇干,涎多,口腔内黏膜、舌边布满白屑,舌质红,舌苔白厚。查血常规:WBC 10.0×10^{9}/L,分类 N 56%,L 44%。

辨证思维程序:

第一步:明确诊断。

患儿口腔内黏膜、舌边布满白屑,有使用抗生素病史,伴发热,涎多,为鹅口疮征象。

第二步:辨明证型。

患儿神烦，面赤，唇干，小便黄少，舌质红，舌苔白厚，为秽毒积热蕴于心脾，熏灼口舌而致，属心脾积热证。

第三步：相关理化检查。

口腔涂片检查：明确有无白念珠菌感染。

第四步：治疗。

本例患儿诊断为鹅口疮（心脾积热证），治以清心泻脾之法，方用清热泻脾散加减。

处方：黄芩 4g，黄连 1g，生地 5g，竹叶 5g，灯心草 3g，白芍 4g，蝉蜕 4g。水煎服。合用 1% 龙胆紫药水涂患处，每日 1~2 次。治疗 3 天，白屑消退。

（《婴童病案》）

病例 2

白某，男，40 天，病历号：119414。初诊日期：1964 年 2 月 18 日。

患儿近日身热不解，口腔白腐成片，大便 3 日未行，小溲黄浑，纹色紫滞。

辨证思维程序：

第一步：明确诊断。

患儿口腔白腐成片，伴身热不解，为鹅口疮征象。

第二步：辨明证型。

根据患儿口腔白腐成片，身热不解，小溲黄浑，大便 3 日未行，纹色紫滞，为秽毒积热蕴于心脾，上蒸口腔则生疮。属心脾积热证。

第三步：相关理化检查。

口腔涂片检查：明确有无白念珠菌感染。

第四步：治疗。

本例患儿诊断为鹅口疮（心脾积热证），治拟清心泻脾。

处方：川连 1g，黄芩 3g，黑山栀 1.5g，薄荷 2g，桔梗 2g，六一散 6g（包），细木通 5g，橘红 3g，蔷薇花 5g，灯心草 3g。

另：导赤丹 2 粒，早晚各半粒；并用冰硼散 1 瓶，取适量外吹口腔白腐处。

二诊：药后大便已行，溏黏垢秽，口腔白腐大瘥，已能吮乳，惟上冰硼散后口腔疼痛，啼闹不安，此毒热渐解，心脾积热下行之象，再拟原方接服。

处方：川连 1g，黄芩 3g，黑山栀 1.5g，桔梗 2g，细木通 5g，蔷薇花 5g，灯心草 3g,鸡苏散 6g(包)。

另:导赤丹二粒,早晚各半粒;并用锡类散一瓶,取适量吹口舌腐破处。

三诊:口腔腐破已瘥,面色红润如常,再调心脾,以善其后。

处方:茯苓 6g,炒白术 5g,黄芩 2g,川连 1g,生粉草 1.5g,桔梗 3g,细木通 5g,生谷麦芽各 10g,灯心草 3g。

(《刘弼臣临床经验辑要》)

【经验方及常用中成药】

一、常用中成药

1. 小儿清热解毒口服液　用于心脾积热证。

2. 知柏地黄丸　用于虚火上浮证。

二、经验方

1. 除湿清热汤(《山西中医》)

功能:清除湿热。

主治:鹅口疮各种证型。

组成:炙黄芪 15g,茯苓、泽泻、黄连各 9g,滑石、苦参、升麻各 6g,甘草 3g。

用法:中药剂量随年龄调整,其中 3 个月 ~1 岁(不包含 1 岁)患儿使用上述剂量的 1/3,1~3 岁患儿使用上述剂量的 2/3,大于或等于 3 岁的患儿使用上述剂量。每日 1 剂,用开水冲服,早晚各一次。

2. 清心消雪汤(《中国民间疗法》)

功能:清心解热,降火祛湿。

主治:鹅口疮(心脾积热证)。

组成:鲜芦根,淡竹叶,板蓝根,山豆根,鲜生地,石斛,知母,熟大黄,云茯苓,车前子。

用法:水煎服,日一剂,分两次口服。

3. 滋阴消雪汤(《中国民间疗法》)

功能:滋阴降火。

主治:虚鹅口疮(虚火上炎证)。

组成:知母,黄柏,鲜生地,连翘,重楼,蒲公英,炒薏苡仁,猪苓,云茯苓,泽泻。

用法:水煎服,日一剂,分两次口服。

【其他疗法】

1. 生石膏 2.5g,青黛 1g,黄连 1g,乳香 1g,没药 1g,冰片 0.3g。共研细末,用少许涂患处,用于心脾积热证。

2. 选用冰硼散、青黛散、珠黄散,每次适量,涂敷患处,用于心脾积热证。

3. 吴茱萸 15g,胡黄连 6g,大黄 6g,生南星 3g,共研细末。1 岁以内每次用 3g,1 岁以上可增至 5~10g,用醋调成糊状,晚上涂于患儿两足心,外加包扎,晨起除去。用于各种证型。

【经典原文】

《诸病源候论·小儿杂病诸候六·鹅口候》:"小儿初生,口里白屑起,乃至舌上生疮,如鹅口里,世谓之鹅口。此由在胎时受谷气盛,心脾热气熏发于口故也"。

《外科正宗·鹅口疮》:"鹅口疮,皆心脾二经胎热上攻,致满口皆生白斑雪片;甚则咽间叠叠肿起,致难乳哺,多生啼叫……随以冰硼散搽之,内服凉膈之药"。

(姜永红)

口　疮

【概述】

小儿口疮,以齿龈、舌体、两颊、上腭等处出现黄白色溃疡,疼痛流涎,或伴发热为特征。若满口糜烂,色红作痛者,称为口糜;溃疡只发生在口唇两侧,称为燕口疮。本病可单独发生,也可伴发于其他疾病之中。口疮一年四季均可发病,无明显的季节性,发病年龄以 2~4 岁为多见,预后良好。若体质虚弱,则口疮可反复出现,迁延难愈。

【主要病因病机】

1. 风热乘脾　外感风热之邪,乘脾胃,熏灼口舌牙龈,故口腔黏膜破溃,形成口疮。

2. 心脾积热　调护失宜，喂养不当，恣食肥甘厚味，或喜啖煎炒炙烤，内火偏盛，邪热积于心脾，循经上炎为口疮。

3. 虚火上浮　素体虚弱，气阴两虚，或病后体虚未复，久病久泻，津液大伤，阴液耗损，久而肾阴内亏，水不制火，虚火上浮，熏灼口舌而生疮。

【辨证注意点】

1. 详细询问诱因、发病部位、疼痛性质、伴随症状。

2. 上腭、咽峡部溃疡应注意与手足口病相鉴别，发生于婴幼儿时应注意与鹅口疮相鉴别。

3. 本病辨证常以八纲辨证结合脏腑辨证，应首辨虚实，再分脏腑。

【辨证思路】

一、明确诊断

1. 常因喂养不当或过食炙煿，或有外感发热的病史。

2. 齿龈、舌体、两颊、上腭等处出现黄白色溃疡点，大小不等，甚则满口糜腐，疼痛流涎，可伴发热或颌下淋巴结肿大、疼痛。

3. 血象检查　白细胞总数及中性粒细胞偏高或正常。

二、鉴别诊断

疾病	鉴别
鹅口疮	多发生于初生儿或体弱多病婴幼儿，口腔及舌上满布白屑，周围有红晕，其疼痛、流涎一般较轻
手足口病	多见于4岁以下小儿，春夏季流行，除口腔黏膜溃疡之外，伴手、足、臀部皮肤疱疹

三、辨证要点

1. 辨虚实

	实证	虚证
起病	急	慢
病程	短	长
口腔溃疡	多、重	少、轻
疼痛	较重	较轻

续表

	实证	虚证
周围黏膜	红赤，有灼热感	淡红
伴随症状	发热、烦躁	低热、颧红、盗汗

2. 辨脏腑

脏腑	部位	伴随症状
心	舌上、舌边	伴烦躁啼哭、夜寐不安、尿赤
脾胃	口颊部、上腭、齿龈、口角溃烂	伴口臭流涎、脘腹胀满、大便秘结

四、辨证论治

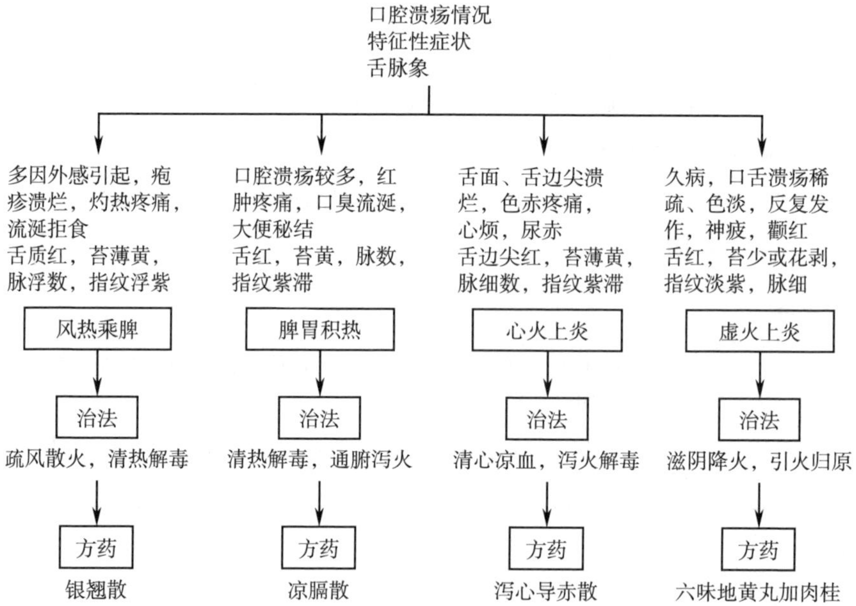

【病例思维程序示范】

患儿，男，10 岁，2015 年 3 月 13 日初诊，主诉“反复口腔溃疡 3 年”。

患儿近 3 年反复出现口腔溃疡，约 10 日左右复发 1 次，西药治疗无效，遂求助中医治疗。患儿近 3 日口舌内可见多处溃疡，疼痛，无发热，纳少口臭，便下干结，2~3 日一行，小溲黄赤。查体：神清，精神好，咽部稍红，口舌内约 10

余个米粒至绿豆大小的溃疡,心肺无明显异常,腹软不胀,无压痛及反跳痛,舌红苔黄,脉细。

辨证思维程序:

第一步:明确诊断。

患儿近 3 年反复出现口腔溃疡,约 10 日左右复发 1 次,近 3 日口舌内可见多处溃疡,查体:口舌内约 10 余个米粒至绿豆大小的溃疡,符合口疮的诊断。

第二步:辨明证型。

该患儿口腔溃疡较多,疼痛,此为实证表现;伴纳少口臭,便下干结,2~3 日一行,小溲黄赤,舌红,苔黄,脉细,属脾胃积热。

第三步:相关理化检查。

血常规、C 反应蛋白:明确是否有感染。

第四步:治疗。

本例患儿诊断为口疮(脾胃积热证),治拟清泻脾胃伏火,方用泻黄散加减。

处方:广藿香 10g,防风 6g,炒栀子 10g,生石膏 10g,甘草 6g,知母 6g,制大黄 6g。

(《广西中医药》)

【经验方及常用中成药】

一、常用中成药

1. 小儿豉翘清热颗粒　用于风热乘脾证。
2. 牛黄解毒片　用于心火上炎证。
3. 黄栀花口服液　用于脾胃积热证。
4. 六味地黄丸　用于虚火上浮证。
5. 知柏地黄丸　用于虚火上浮证。

二、经验方

1. 王应麟经验方(《王应麟家传儿科治验》)

功效:清热解毒,健脾和胃。

主治:口疮。

组成:青黛 3g,紫草 5g,白芷 10g,玄参 6g,白茅根 10g,茯苓 10g,佛手 6g,

木瓜 10g，天花粉 6g。

用法：水煎服，每日 1 剂，分 2~3 次餐后温服。患儿 6 岁以内或体重小于 20kg 分 3 次服，半岁内每次 10~20ml，半岁至 2 岁每次 30ml，2 岁至 6 岁每次 50ml。患儿 6 岁以上，或体重大于 20kg，分 2 次服，每次 100ml。

2. 宋祚民经验方（《宋祚民中医儿科临证精要》）

功效：清热解毒利湿。

主治：湿热毒邪引起的口疮。

组成：芦根 15g，白茅根 15g，杭菊花 6g，板蓝根 6g，白僵蚕 3g，生石膏 15g，金银花 10g，青连翘 10g，炒栀子 3g，蒲公英 6g，大玄参 10g，淡竹叶 3g，木通 1g。

用法：水煎服，日 1 剂，分 2 次服。

【其他疗法】

一、药物外治

1. 青黛散　涂敷患处，每次适量，每日 2~3 次。用于风热乘脾证、脾胃积热证。

2. 冰硼散　少许，涂敷患处，每日 3 次。用于风热乘脾证、心火上炎证。

3. 西瓜霜喷剂　喷（吹）敷患处，每次适量，每日数次。用于风热乘脾证、脾胃积热证、心火上炎证。

4. 开喉剑喷剂　喷患处，每次适量，每日数次。用于风热乘脾证、脾胃积热证、心火上炎证。

5. 锡类散　少许，涂敷患处，每日 3 次。用于心火上炎证、虚火上浮证。

6. 双料喉风散　吹敷患处，每次少量，每日 3 次。用于心火上炎证。

7. 养阴生肌散　喷（吹）敷患处，每次适量，每日数次。用于脾胃积热证、心火上炎证、虚火上浮证。

二、敷贴疗法

吴茱萸 150g，胡黄连 60g，大黄 60g，生天南星 30g，共研细末，以瓷瓶或罐盛。每次取 8~10g，用少量食醋调成 2 块饼状，分别敷于两足涌泉穴，外用长布条或绷带包扎，8~10 小时后揭去，连续 3 次为 1 个疗程。可用于风热乘脾证、心火上炎证、脾胃积热证、虚火上浮证。

【经典原文】

《圣济总录·小儿口疮》："小儿口疮者，由血气盛实，心脾蕴热，熏发上焦，故口舌生疮”。

《诸病源候论·唇口病诸候·口舌疮候》:“手少阴,心之经也,心气通于舌;足太阴,脾之经也,脾气通于口。脏腑热盛,热乘心脾,气冲于口与舌,故令口舌生疮也”。

（李　晓）

呕　　吐

【概述】

呕吐是因胃失和降,气逆于上,以致乳食由胃中上逆经口而出的一种常见病证。古人谓有声有物谓之呕,有物无声谓之吐,有声无物谓之哕。呕与吐常同时发生,故多合称呕吐。呕吐可见于西医学的多种疾病,如消化道功能紊乱、胃炎、溃疡病、胆囊炎、胰腺炎、胆道蛔虫病、急性阑尾炎、肠梗阻等消化系统疾病,肝炎等一些急性传染病,或颅脑疾病、尿毒症,以及中暑、药物或食物影响等。本病以呕吐为主症,本节所述以消化道功能紊乱症为主。

【主要病因病机】

1. 寒邪犯胃　寒邪乘虚而入,客于胃肠,胃失和降,胃气上逆则作呕。

2. 乳食积滞　乳食过多,或进食过急,或恣食生冷厚腻等不易消化食物,胃不受纳,脾失健运,气机升降失调,胃气上逆而呕吐。

3. 胃中积热　乳母乳汁蕴热,或过食辛热之品、感受夏秋湿热,热积胃中,胃气上逆而呕吐。

4. 脾胃虚寒　脾胃素虚,中阳不足,或乳母乳汁寒薄,或恣食瓜果生冷,或患病后寒凉克伐太过,损伤脾胃,皆可致脾胃虚寒,胃气失于和降而呕吐。

5. 肝气犯胃　情志怫郁,肝气不舒,横逆于胃,气随上逆而呕吐。亦可因肝胆热盛,火热犯胃,致突然呕吐。

【辨证注意点】

1. 详细询问呕吐物的性状、诱发因素及伴随症状以辨别虚实。

2. 对于实证应辨明病邪的性质,虚证应分清气、血、阴、阳的亏损。

3. 小儿呕吐，要注意排除各种急腹症、颅脑疾病、药物中毒等，及时明确诊断，给以相应的病因治疗。

4. 重症呕吐者，有阴伤液竭之象，如饮食难进，形体消瘦，神萎烦渴，皮肤干瘪，囟门及目眶下陷，啼哭无泪，口唇干红，呼吸深长，甚至尿少或无尿，神昏抽搐，脉微细欲绝等症。

【辨证思路】

一、鉴别诊断

疾病	鉴别
消化系统	先天性消化道畸形（食管、肛门闭锁）、先天性肥厚性幽门狭窄、胃食管反流、贲门失弛缓症、胃肠道感染、阑尾炎、胰腺炎、肠套叠、肠梗阻
心血管系统	暴发性心肌炎
神经系统	脑炎、脑膜炎、颅内占位病变等
呼吸系统	急性上呼吸道感染、支气管炎、肺炎、支气管哮喘
其他疾病	喂养不当、梅尼埃病、食物或药物中毒

二、辨证要点

本病辨证，以八纲辨证为主，结合脏腑辨证，根据病史、病程、呕吐特点及伴随症状，以分清虚实、寒热、食积、气郁、外感、内伤等。

1. 辨病因

病因	症状
感受外邪	多有寒热表证
饮食不节、不洁及暴饮暴食	可有呕吐酸馊、胃脘作痛
肝气犯胃，情志不畅	多伴胁痛、嗳气等

2. 辨虚实

	实证	虚证
病因	多因外邪、饮食、情志因素所致	常为体质虚弱、脾胃虚寒所致
起病	急	慢
病程	短	长

续表

	实证	虚证
呕吐性质	呕吐量较多	呕而无力,时作时止
脉象	脉实有力	脉弱无力

3. 辨呕吐性状

	呕吐性状
脾胃虚寒	食久方吐,吐物清冷味淡,夹不消化食物
胃热	食入即吐,气热臭秽
伤食	吐物酸腐,吐后觉舒,伴脘腹胀满
肝气犯胃	吐物酸苦,嗳气频频,精神郁闷

三、辨证论治

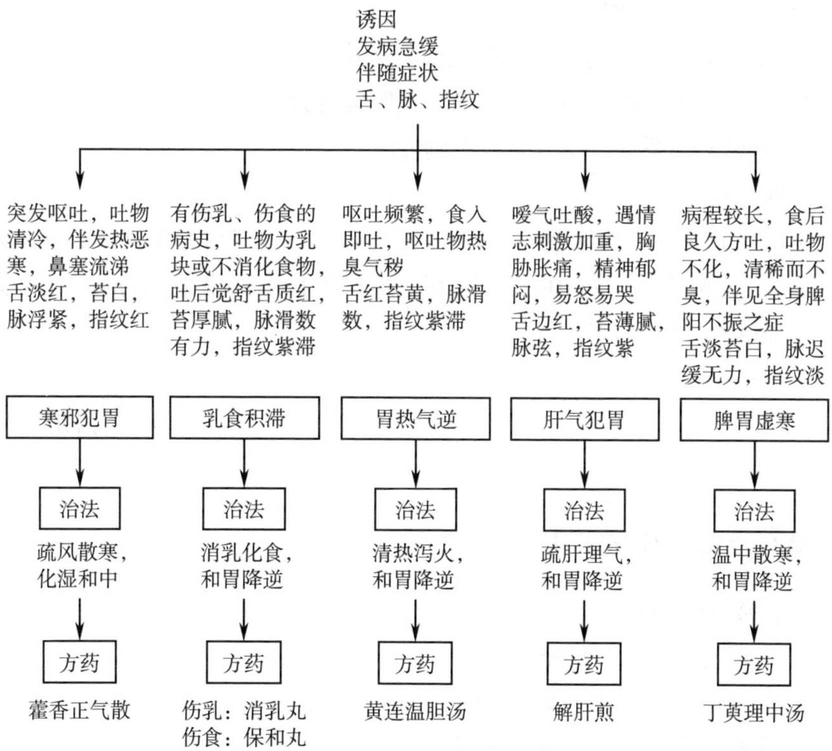

【病例思维程序示范】

赵某，女，2岁，2011年3月2日初诊。

患儿20天前因饮食寒凉之物出现呕吐，呕吐1~2次/日，为胃内容物，伴腹胀，纳呆，于外院诊为“急性胃炎”，予健脾消导中药、吗丁啉等药物治疗，效不显，呕吐仍每日发作，入暮呕吐，呕吐物为胃内容物，臭味不大，腹痛隐隐，面黄倦怠，食欲欠佳，大便为不消化样便，日1次，舌淡苔薄白，脉沉细无力。查体示胃脘部胀满，压痛，无反跳痛，胃B超示胃黏膜欠光滑。

第一步：明确诊断。

患儿20天因饮食寒凉之物出现呕吐，呕吐日久，入暮呕吐，臭味不大，符合呕吐诊断。

第二步：辨明证型。

患儿呕吐日久，且腹痛隐隐，面黄倦怠，食欲欠佳，舌淡苔薄白，脉沉细无力。此为中阳不足，寒饮内停，壅塞中焦，浊阴上逆，故辨证为胃寒呕吐。

第三步：相关理化检查。

1. 血常规、C反应蛋白　明确是否有感染。

2. 腹部B超检查　明确是否有肝胆疾病、肠套叠等疾病。

3. 腹部X线摄片　明确是否有肠梗阻。

第四步：治疗。

本例患儿诊断为胃寒呕吐，治拟温中补虚、降逆止呕，方用吴茱萸汤加减。

处方：吴萸3g，党参10g，云苓10g，清半夏10g，陈皮10g，苏梗10g，厚朴10g，炙甘草6g，大枣3枚，生姜2片。

（《四川中医》）

【经验方及常用中成药】

一、常用中成药

1. 玉枢丹　用于外感呕吐。

2. 藿香正气液　用于暑湿呕吐。

3. 香砂养胃丸　用于脾胃虚寒。

二、经验方

1. 悦脾汤(《宋祚民中医儿科临证精要》)

功效:调和脾胃,升清降浊。

主治:脾胃失调引起之呕吐。

组成:藿香 10g,苏梗 10g,竹茹 10g,佛手 6g,天花粉 10g,乌梅 10g,砂仁 6g,焦四仙 24~40g。

用法:水煎服,日 1 剂,分 2 次服。

2. 橘茹和胃止呕方(《王应麟家传儿科治验》)

功效:健脾和胃,降逆止呕。

主治:小儿呕吐。

组成:藿香 10g,茯苓 10g,炒白术 10g,化橘红 6g,竹茹 6g,枳壳 6g,代赭石 10g,木瓜 10g,砂仁 3g,伏龙肝 10g。

用法:水煎服,每日 1 剂,分 2~3 次餐后温服。患儿 6 岁以内或体重小于 20kg 分 3 次服,半岁内每次 10~20ml,半岁至 2 岁每次 30ml,2 岁至 6 岁每次 50ml。患儿 6 岁以上,或体重大于 20kg,分 2 次服,每次 100ml。

3. 平胃止呕汤(《中国中西医结合儿科学》)

功效:和胃降逆止呕。

主治:湿滞于内,胃气上逆所致呕吐。

组成:苍术 5g,川厚朴 5g,陈皮 3g,胡黄连 4g,麦芽 12g,鸡内金 10g,姜竹茹 7g,法夏 6g,藿香 6g。

用法:水煎后汤药加生姜 1 片浸泡 5 分钟,热服,忌生冷。

【其他疗法】

一、董氏指压法

用于婴儿吐乳证,还可适用于任何功能性呕吐。双手用抗菌洗手液清洗 3 次,左手四指托住患儿下颌,拇指按压在患儿的下牙床上,右手食指指头呈弓状弯曲伸入患儿舌根部,迅速按压在“火丁”上(解剖位置为会厌软骨部位),加压瞬间即退出,如此完成 1 次手法。患儿于进食 2 小时后方能施用本法,指压 1 小时后方能进食,1 次 /5d,3 次为 1 个疗程。

二、推拿疗法

1. 掐合谷,泻大肠,分阴阳,清补脾经,清胃,揉板门,清天河水,运内八卦,平肝,按揉足三里。用于乳食积滞证。

2. 清脾胃，清大肠，掐合谷，退六腑，运内八卦，清天河水，平肝，分阴阳。用于胃热气逆证。

3. 补脾经，揉外劳宫，推三关，揉中脘，分阴阳，运内八卦。用于脾胃虚寒证。

三、穴位敷贴

1. 选择藿香正气散，将中药磨成超细粉末混匀，敷贴取穴：中脘、神阙。用于寒邪犯胃、食滞胃肠型呕吐。

2. 复方丁香开胃贴外用，将药丸置于胶布护圈中，药芯对准脐部（神阙穴）贴 12 小时以上，每日 1 贴，3 贴为 1 个疗程。适用于由脾胃虚弱或寒湿困脾所致呕吐。

【经典原文】

《幼幼集成·呕吐证治》："盖小儿呕吐有寒有热有伤食，然寒吐热吐，未有不因于伤食者，其病总属于胃"。

（李　晓）

腹　　痛

【概述】

腹痛，是指胃脘以下、脐之四旁以及耻骨以上部位发生的疼痛，包括大腹痛、脐腹痛、少腹痛和小腹痛。大腹痛，指胃脘以下，脐部以上腹部疼痛；脐腹痛，指脐周部位的疼痛；少腹痛，指小腹两侧或一侧疼痛；小腹痛指下腹部的正中部位疼痛。腹痛为小儿常见的证候，可见于任何年龄与季节。婴幼儿不能言语，腹痛常表现为啼哭。导致腹痛的疾病很多。本节主要讨论功能性腹痛，其他类型的腹痛应在明确病因诊断并给予相应治疗的基础上，参考本节内容辨证论治。

【主要病因病机】

1. 腹部中寒　小儿脏腑娇嫩，形气未充，且寒温不知自调，若因衣被单薄，腹部受寒，或过食生冷寒凉之品，邪客胃肠，导致寒邪凝滞，气机不畅，经络不通，不通则痛，故发腹痛。

2. 乳食积滞　小儿脾常不足,易为乳食所伤,加之乳食不知自制,若喂养不当,乳哺不节,或暴饮暴食,或过食不易消化之物,导致乳食积于中焦,脾胃运化失常,气机壅塞不通而出现腹胀、腹痛。

3. 胃肠热结　乳食停滞,日久化热,或恣食肥甘、辛热之品,胃肠积滞,或感受外邪,入里化热,均导致热结阳明,腑气不通而成腹痛。

4. 脾胃虚寒　小儿稚阳未充,若先天禀赋不足,素体阳虚,或过用寒凉攻伐之品,损伤脾胃,或病后体质虚弱,中阳不振,则寒自内生,脏腑、经脉失于温煦,气机不利,血脉凝滞,而出现腹痛。

5. 气滞血瘀　小儿情志怫郁,肝失条达,肝气横逆,犯于脾胃,中焦气机壅塞,血脉凝滞;或因跌打损伤、术后腹内经脉损伤,瘀血内留;或久病不愈,瘀阻脉络,均可导致气血运行不畅,产生腹痛。

【辨证注意点】

小儿啼哭,弯腰捧腹,或呻吟不已,时缓时急者,多为腹痛。

1. 明确腹痛的诊断及相关病证的鉴别,仔细询问腹痛的伴随症状,如饮食、大小便,是否有发热、呕吐、嗳气、反酸、皮疹等。

2. 着重询问腹痛的部位、性质、持续时间、诱发与缓解因素,区分腹痛之寒热虚实。

3. 要重视腹痛与一些危重症如暴发性心肌炎、外科急腹症的鉴别。暴发性心肌炎早期症状可能有发热、呕吐、腹痛等症状,但心电图和心肌酶谱可提供诊断依据。外科急腹症的腹痛疼痛较剧,压痛明显,可伴有肌紧张或反跳痛;肠套叠腹痛常表现为阵发性腹痛,2 岁以下的婴幼儿可表现为阵发性哭闹、呕吐、腹泻,早期需要借助腹部 B 超检查进行诊断。

【辨证思路】

一、鉴别诊断

	疾病
消化系统	急性胃肠炎、急性胰腺炎,胃窦炎、急性阑尾炎、肠套叠、胆囊炎、胆道蛔虫病等
呼吸系统	支气管哮喘、肺炎
心血管系统	(暴发性)心肌炎

续表

	疾病
神经系统	腹型癫痫
泌尿系统	尿路感染、膀胱炎、肾盂肾炎
血液系统	腹痛常伴有贫血、血象及骨髓象异常
其他	过敏性紫癜、肠系膜淋巴结肿大、腹型荨麻疹、药物或食物中毒

二、辨证要点

腹痛证候，往往相互转化，互相兼夹。如疼痛缠绵发作，可以郁而化热；热痛日久不愈，可以转为虚寒，成为寒热错杂证；气滞可以导致血瘀，血瘀可使气机不畅；虫积可兼食滞，食滞有利于肠虫的寄生等。

1. 辨气、血、虫、食

	病史	症状
气滞	情志失调病史	胀痛时聚时散，痛无定处，气聚则痛而见形，气散则痛而无迹
血瘀	跌仆损伤或手术史	腹部刺痛，痛有定处，按之痛剧，局部满硬
虫积	有大便排虫史	镜检有虫卵，脐周疼痛，时作时止
食积	乳食不节史	嗳腐吞酸，呕吐不食，脘腹胀满

2. 辨寒热

	热证	寒证
疼痛性质	热邪内结，疼痛阵作，得寒痛减	暴痛而无间歇，得热痛减
兼有症状	口渴引饮，大便秘结，小便黄赤	口不渴，下利清谷，小便清利
舌	舌红苔黄少津	舌淡苔白滑润
脉、指纹	脉洪大而数，指纹紫	脉迟或紧，指纹淡

3. 辨虚实

	实证	虚证
起病方式	急性	慢性
疼痛性质	痛有定处，拒按，痛剧而有形	痛无定处，喜按，痛缓而无形

续表

	实证	虚证
与饮食的关系	饱而痛甚,兼有胀满	饥则痛作,兼有闷胀,
脉象	脉大有力	脉弱无力

三、辨证论治

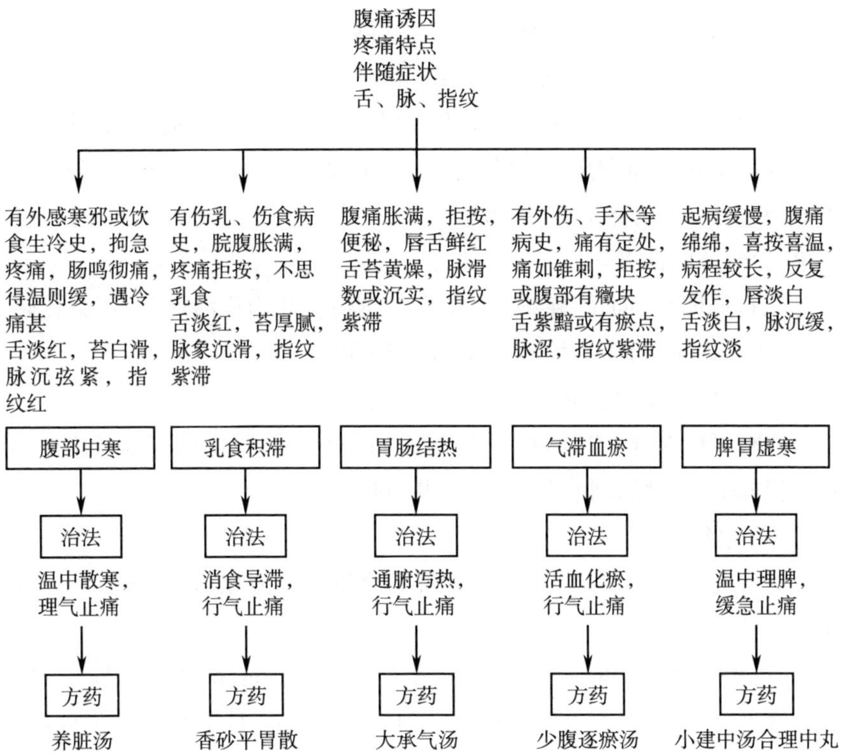

【病例思维程序示范】

患儿范某,女,9岁,初诊日期:1999年9月20日。

主诉:间断腹痛半年,加重3天。

患儿于半年前突发腹痛、呕吐,于外院查尿淀粉酶780U/L,血白细胞25×10^9/L,诊为"胰腺炎",予抗感染治疗5天后病情好转出院。复查尿淀粉酶180U/L,血白细胞正常。1周后再次发作腹痛,以脐周为著,发作时腹痛明显,面黄,蜷缩,伴恶心、呕吐,在外院治疗后好转,但仍每隔1~2周发作1次,持续半小时至2小时缓解。近3日腹痛加重,恶心,无发热,纳可,便干。

查体:神清,精神反应稍弱,面色无华,咽稍红,扁桃体无肿大,周身皮肤黏膜未见出血点及黄染,双侧颈部可及2~3个肿大淋巴结,蚕豆大小,可移动无压痛,心肺未闻及异常,脐左侧中下腹部有轻压痛及反跳痛,无腹壁肌紧张,左下腹可及2cm×5cm左右条索状物,质中等硬,轻压痛,肝脾未及,舌红,苔白,脉滑。

实验室检查:血常规:白细胞8.0×10^9/L,尿淀粉酶868U/L。入院后查血淀粉酶正常,腹部B超示胰腺表面欠光滑,内回声衰减。

第一步:首先分清该患儿腹痛之部位和科属。

患儿腹痛,脐周为著,脐左侧中下腹部有轻压痛及反跳痛,无腹壁肌紧张,明确非外科急腹症,而为内科腹痛。患儿左下腹可及2cm×5cm左右条索状物,质中等硬,轻压痛,考虑为粪便积块。

第二步:辨明证型。

患儿腹痛明显,面黄,蜷缩,常伴恶心、呕吐,此为积滞不化,蕴久化热,热结肠胃,传导失职,腑气不通所致,属饮食积滞证。

第三步:相关理化检查。

必要时可行腹部CT检查,查看胰腺炎严重程度,排除胰腺本身恶性病变,或胆总管或十二指肠壶腹部的结石以及占位性改变。

第四步:治疗。

本例患儿诊断为腹痛(饮食积滞证),治拟健脾消积,和胃止痛,方用保和丸加减。

处方:焦三仙各10g,莱菔子10g,藿香5g,川连5g,茯苓10g,厚朴10g,陈皮10g,半夏10g,砂仁5g,柴胡5g,白芍10g,木香5g,甘草5g。并配合使用甲硝唑及头孢类抗生素。

(《汪受传儿科临证医论医案精选》)

【经验方及常用中成药】

一、常用中成药

1. 藿香正气液　用于腹部中寒证。

2. 山楂丸　用于乳食积滞证。

3. 附子理中丸　用于脾胃虚寒证。

4. 元胡止痛片　用于气滞血瘀证。

5. 越鞠丸　用于气滞腹痛。

二、经验方

1. 二胡三核汤(《宋祚民中医儿科临证精要》)

功效:行气散结,消结止痛。

主治:少腹拘痛,疝气疼痛。

组成:柴胡 10g,延胡索 10g,橘核 10g,荔枝核 10g,山楂核 10g,川楝子 10g,白芍 10g,小茴香 10g,乌药 10g。

用法:水煎服,日 1 剂,分 2 次服。

2. 三香温中止痛方(《王应麟家传儿科治验》)

功效:温中散寒,理气止痛。

主治:各种小儿腹痛。

组成:荔枝核 10g,乌药 3g,木香 3g,丁香 1g,小茴香 3g,木瓜 10g,砂仁 3g,青皮 6g,川楝子 6g。

用法:水煎服,每日 1 剂,分 2~3 次餐后温服。患儿 6 岁以内或体重小于 20kg 分 3 次服,半岁内每次 10~20ml,半岁至 2 岁每次 30ml,2 岁至 6 岁每次 50ml。患儿 6 岁以上,或体重大于 20kg,分 2 次服,每次 100ml。

3. 童芍痛安汤(《浙江中医杂志》)

功效:调肝运脾,消积化滞。

主治:小儿再发性腹痛。

组成:太子参 6g,白芍 6g,炒白术 6g,焦神曲 6g,陈皮 4g,延胡索 4g,炙甘草 4g,炒枳壳 5g。

用法:水煎温服,4~9 岁患儿每次 50ml,9~12 岁患儿每次 100ml,每日 2 次。

4. 安痛三仁汤(《中医临床研究》)

功效:清热利湿止痛。

主治:积滞内停中焦之腹痛。

组成:杏仁 10g,白豆蔻 6g,薏苡仁 20g,滑石 10g,通草 6g,竹叶 10g,厚朴 6g,半夏 6g,醋延胡索 10g,海螵蛸 10g,煅瓦楞子 10g。

5. 疏肝止痛散(《中医临床研究》)

功效:疏肝理气止痛。

主治:肝郁气滞型功能性腹痛。

组成:延胡索 3~8g,白芍 6~10g,木香 5~10g,当归 5~10g,柴胡 5~10g,甘草 3~6g。

用法:根据年龄大小不同,剂量因人而异,以上药物均研细为末,口服。

6. 参砂化积健脾汤(《浙江中医杂志》)

功效:疏肝理气,清热除湿,温中散寒。

主治:小儿功能性再发性腹痛。

组成:太子参 10g,砂仁(后下)6g,陈皮 5g,厚朴 10g,苍术 10g,半夏 10g,香附 10g,枳实 10g,青皮 10g,山楂 10g,槟榔 10g,茯苓 10g,甘草 10g。

【其他疗法】

一、外敷

1. 双香舒腹散　香附子 3g,广木香 3g,高良姜 3g,延胡索 3g。以上四味药物按一定比例加工研成粉末,加少许冰片并用适量生姜汁均匀调配成药膏。用于虚寒型腹痛。

2. 理气暖胃止痛贴　丁香、山楂、神曲、木香各 6g,陈皮 5g,小茴香 3g。上药共研为细末,使用时用白醋调为糊状,纱布包成圆饼状,外敷于脐部,防敏胶布固定,每次敷 4~6 小时,每日 1 次。用于乳食积滞型腹痛。

3. 止痛散　吴茱萸 6g,高良姜 3g,木香 6g,丁香 3g,白芍 12g,香附 6g,上药共研为细末,装瓶备用。使用时取 2~3g 用黄酒调为糊状,外敷于肚脐处。用于腹部中寒型腹痛。

二、推拿疗法

1. 揉一窝风,揉外劳宫。用于腹部中寒证。

2. 清脾胃,顺运八卦,推四横纹,清板门,清大肠。用于乳食积滞证。

3. 顺运八卦,清胃,退六腑,推四横纹。用于胃肠积热证。

4. 揉外劳宫,清补脾,顺运八卦。用于脾胃虚寒证。

三、针灸疗法

针刺法　取足三里、合谷、中脘。寒证腹痛加灸神阙,食积加里内庭,呕吐加内关。一般取患侧,亦可取双侧。用 3~5cm 长 30 号毫针,快速进针,行平补平泻手法,捻转或提插。年龄较大儿童可留针 15 分钟,或留针至腹痛消失。

【经典原文】

《诸病源候论·小儿杂病诸候三·腹痛候》:“小儿腹痛,多由冷热不调,冷热之气与脏腑相击，故痛也。”

《幼幼集成·腹痛证治》：“上焦者痛在膈上，此胃脘痛也；中焦者痛在中脘，脾胃间病也；下焦痛者在脐下，肝肾病也。然有虚实之分，不可不辨。辨之之法，但察其可按者为虚，拒按者为实，久病者多虚，暴病者多实，得食稍减者为虚，胀满畏食者为实，痛而轻缓莫得其处者为虚，痛剧而坚定不移者为实。虚实既确，而则治有准则矣。”

《幼科发挥·积痛》：“小儿腹痛，属食积者多。”

（李　晓）

便　秘

【概述】

便秘是指大便干燥坚硬，秘结不通，排便次数减少或时间间隔延长，或虽有便意但排出困难的一种病证。本病可单独存在，也可继发于其他疾病的过程中。便秘可发生于任何年龄，一年四季均可发病。本病经过合理治疗，一般预后良好，但容易造成肛裂，日久迁延不愈者，可引起脱肛、痔疮等疾病。本节主要论述功能性便秘，其他类型的便秘应明确病因诊断，并在采取相应治疗的基础上，参考本节内容进行辨证论治。

【主要病因病机】

1. 乳食积滞　小儿脾常不足，若饮食喂养不当，损伤脾胃，运化失常，停滞中焦，积久化热，耗伤津液，肠道失润，发为便秘。

2. 邪热伤津　小儿易感温热时邪，邪热稽留，或过食肥甘炙煿，灼津耗液，肠道失濡，大便干结，形成便秘。

3. 气机郁滞　小儿因生活环境、习惯改变，所欲不遂，情志不疏；或小儿久坐少动，因排便困难，使之对排便形成恐惧心理，有便意而不愿排便，使气机郁滞，大便秘结。

4. 气血亏虚　小儿若禀赋不足，后天失调，或疾病影响，药物克伐等，均可致气血不足，气虚则传导无力，血虚则肠道失润。若久病及肾，耗阴损阳，则不能蒸化津液温润肠道而致肠道干涸，便秘由生。

【辨证注意点】

1. 便秘辨证以八纲辨证为主。

2. 首先辨实证、虚证，其次分清寒热。

3. 需要排除引起便秘的器质性病变，如先天性巨结肠、机械性肠梗阻。

（1）先天性巨结肠患儿有胎便排出延缓或排尽时间延长，主要表现顽固性便秘及腹胀，腹部常扪及粪块，部分患儿伴呕吐、消瘦、生长发育落后等，肛门指诊有空虚感。钡剂灌肠X线造影、肛门指检显示近直肠-乙状结肠处狭窄，上段结肠异常扩大。

（2）机械性肠梗阻主要表现为急性便秘，伴阵发性剧烈腹痛、腹胀、恶心、呕吐及肠鸣音亢进，腹部X线检查见多个肠袢及较宽液平面，而结肠远端及直肠无气。

【辨证思路】

一、明确诊断

1. 不同程度的大便干燥，轻者仅大便前部干燥，重者大便全程干硬，或如羊屎状，或便条粗硬类似于成人。

2. 排便次数减少，间隔时间延长，常2~3日排便1次，甚者可达6~7日排便1次。

3. 虽大便间隔时间如常，但排便艰涩或时间延长，或便意频频，或难以排出或排净。

4. 可伴腹胀、腹痛、食欲不振等症状，或因便秘出现肛裂、便血、痔疮等。

5. 部分患儿左下腹部可触及粪块。

二、鉴别诊断

疾病	鉴别
先天性巨结肠	腹胀以上腹部为主，常可扪及横结肠，可伴有呕吐、消瘦、生长发育落后，肛门指诊有空虚感，钡剂灌肠检查显示近直肠-乙状结肠处狭窄，上段结肠异常扩大
机械性肠梗阻	表现为急性便秘，伴有阵发性剧烈腹痛、腹胀、恶心、呕吐及肠鸣音亢进，腹部X线检查示多个扩张肠袢及较宽液平面，而结肠远端及直肠无气

三、辨证要点

辨虚实

	虚证	实证
大便质地	大便不甚干结,努挣乏力	大便干燥坚硬
腹胀情况	腹痛绵绵喜按,得温痛减	胀满而痛,得温痛剧

四、辨证论治

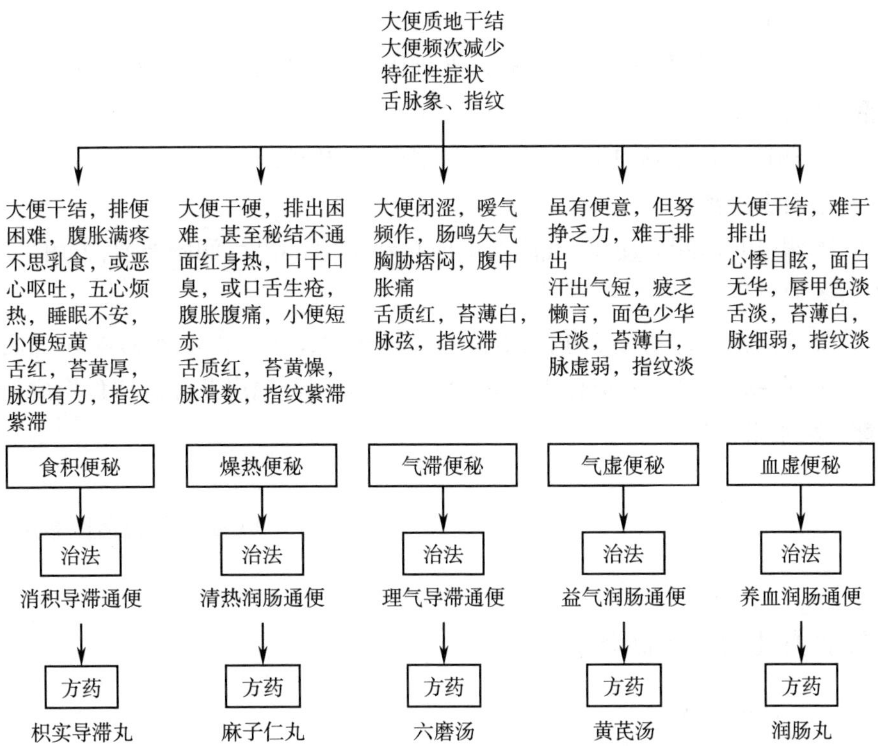

【病例思维程序示范】

患儿,女,3 岁。因“大便干硬 4 个月余”初诊。

患儿近 4 个月来大便秘结,质地干硬,一般 3~5 日一行,胃纳欠佳,偶有嗳气,无泛酸,饮食少,偏食挑食,小便调,夜寐欠安。

四诊摘要:神志清楚,精神活泼,形体消瘦,面色欠华,咽部正常,心音有力,两肺清,全腹平软,触之无痛,舌质淡,苔薄白,中花剥,脉沉细。

辨证思维程序：

第一步：明确诊断。

患儿大便秘结，质地干硬4个月余，符合便秘诊断。

第二步：辨明证型。

患儿胃纳欠佳，偶有嗳气，无泛酸，饮食少，偏食挑食，形体消瘦，舌质淡，苔薄白，中花剥，脉沉细，为脾气亏虚，运化失常，气虚则传导无力，气血生化乏源，失于濡养，属脾运失健、胃阴不足之便秘。

第三步：相关理化检查。

1. 腹部立位及卧位平片　排除肠梗阻、腹腔肿块、消化道肿瘤等疾病引起的便秘。

2. 肠镜　排除肠梗阻、下消化道肿瘤引起的便秘。

第四步：治疗。

本例患儿诊断为便秘（气阴两虚证），治拟生津养胃，润肠通便，方用生津养胃汤加减。

处方：玄参9g，麦门冬9g，生地黄9g，天花粉9g，金佛手5g，香橼皮9g。7剂，每日1剂，水煎2次，共取汁100ml，分2~3次温服。嘱患儿注意饮食均衡，多食蔬菜、水果，多饮水。

（《虞坚尔医话医案选》）

【经验方及常用中成药】

一、常用中成药

1. 枳实导滞丸　用于食积便秘。

2. 麻仁丸　用于燥热便秘。

3. 逍遥丸　用于气滞便秘。

4. 补中益气丸　用于气虚便秘。

5. 润肠丸　用于血虚便秘。

二、经验方

1. 消积通秘汤（《北京医学》）

功能：消积通腑泄热。

主治:便秘(燥热便秘)。

组成:炒莱菔子10g,麸炒枳实10g,酒大黄6g,生白术20g,木香6g,焦槟榔9g,郁李仁10g,火麻仁10g,升麻3g,炙甘草3g。

用法:水煎服,每剂煎煮成200ml药液;根据年龄调整用量:4~7岁150ml/d;>7岁200ml/d,分2次餐后1~2小时服用。

2. 黄芪白术汤(《世界中医药》)

功能:健脾益气、润肠通便。

主治:便秘(气虚证)。

组成:炙黄芪20g,生白术、焦神曲各15g,蚕沙、炒槟榔、陈皮、姜半夏、当归、苍术、肉苁蓉、郁李仁、玄参、枳实、荷叶各10g,炙甘草6g。

用法:每日1剂,水煎早晚饭后服,饭后0.5小时口服。

【其他疗法】

一、针灸疗法

1. 体针　主穴取大肠俞、天枢、支沟、上巨虚。燥热内结加合谷、曲池;气机郁滞加中脘、行间;气血虚加脾俞、胃俞。实证用泻法,虚证用补法。

2. 耳穴压丸　常用穴为直肠下段、大肠、便秘点。

二、推拿疗法

1. 清大肠,退六腑,清补脾土,运内八卦,摩腹,按揉足三里,下推七节骨。用于便秘实证。

2. 补脾土,揉中脘,清大肠,推上三关,摩腹,捏脊。用于便秘虚证。每次推拿20~40分钟,每日1~2次。

三、蜜煎导法

蜂蜜适量,微火煎,手捻作锭,纳入肛门中。

四、外敷法

取大黄细末3g,温水调成饼状贴于脐部神阙穴,用胶布或纱布固定。用于便秘实证。

【经典原文】

《金匮要略·五脏风寒积聚病脉证并治》:"趺阳脉浮而涩,浮则胃气强,涩则小便数,浮涩相搏,大便则坚,其脾为约,麻子仁丸主之。"

《诸病源候论·大便病诸候》:"大便难者,由五脏不调,阴阳偏有虚实,谓三焦不和,则冷热并结故也。胃为水谷之海,水谷之精化为营卫,其糟粕行之于大肠以出也。五脏三焦既不调和,冷热壅涩,结在肠胃之间。其肠胃本实,而又为冷热之气所结聚不宣,故令大便难也。”

（万莉萍）

泄　泻

【概述】

泄泻是以大便次数增多,粪质稀薄或如水样为特征的一种小儿常见病。本病一年四季均可发生,以夏秋季节发病率为高,不同季节发生的泄泻,证候表现有所不同。2岁以下小儿发病率高,因婴幼儿脾常不足,易于感受外邪,伤于乳食,或脾肾气阳亏虚,均可导致脾病湿盛而发生泄泻。泄泻轻者治疗得当,预后良好;重者下泄过度,易见气阴两伤,甚至阴竭阳脱;久泻迁延不愈者,则易转为疳证。

【主要病因病机】

1. 感受外邪　小儿外感风、寒、暑、热诸邪常与湿邪相合而致泻。

2. 伤于饮食　小儿脾常不足,运化力弱,饮食不知自节,若调护失宜,乳哺不当,饮食失节或不洁,过食生冷瓜果或难以消化之食物,皆能损伤脾胃,发生泄泻。

3. 脾胃虚弱　小儿素体脾虚,或久病迁延不愈,脾胃虚弱,胃弱则腐熟无能,脾虚则运化失职,不能分清别浊,水湿水谷合污而下,而成脾虚泄泻。

4. 脾肾阳虚　脾虚致泻者,一般先耗脾气,继伤脾阳,日久则脾损及肾,造成脾肾阳虚。阳气不足,脾失温煦,阴寒内盛,水谷不化,并走肠间,而致澄彻清冷,洞泄而下的脾肾阳虚泻。

【辨证注意点】

1. 详细询问粪便的性状、频次、颜色、质地、诱发因素及伴随症状以辨别虚实。

2. 对于常证重在辨寒、热、虚、实;变证重在辨阴、阳。

3. 重症泄泻可见脱水表现，如小便短少、高热烦渴、神疲萎软、皮肤干瘪、囟门凹陷、目眶下陷、啼哭无泪等脱水征，以及口唇樱红、呼吸深长、腹胀等酸碱平衡失调和电解质紊乱的表现。

4. 病因学上需要完善大便镜检和病原学检查，大便镜检可有脂肪球或少量白细胞、红细胞。大便病原学检查可有轮状病毒等病毒检测阳性，或致病性大肠埃希菌等细菌培养阳性。

【辨证思路】

一、明确诊断

1. 有感受外邪，或乳食不节、饮食不洁等病史。

2. 大便次数较平时明显增多，一般为每日 5~10 次不等。粪质稀薄，呈淡黄色清水样便或稀糊状便；或夹奶块、未消化食物，如蛋花汤状；也可夹少量黏液；或黄绿稀溏，或色褐有酸臭气味。可伴有恶心、呕吐、腹痛、发热、纳减、口渴等症。

3. 重症泄泻常急性起病，也可由轻症转化而成。大便每日达 10 次以上。可见小便短少，精神烦躁或萎靡，皮肤干瘪，眼窝、囟门凹陷，啼哭无泪等脱水症状，以及口唇樱红，呼吸深长，腹部胀满，四肢逆冷等症。

4. 辅助检查

（1）粪便镜检：可有脂肪球或少量白细胞、红细胞。

（2）粪便病原学检查：可有轮状病毒等病毒检测阳性，或致病性大肠埃希菌等细菌培养阳性。

二、鉴别诊断

疾病	鉴别
细菌性痢疾	细菌性痢疾急性起病，便次频多，便稀，有黏冻脓血，腹痛明显，里急后重，粪便常规检查示脓细胞、红细胞多，可找到吞噬细胞；粪便培养有痢疾杆菌生长
营养性腹泻	由于母乳缺乏或乳质不良，或添加辅食未能满足婴儿之需要，以致婴儿营养不足，脾胃失调，症见便次较多，但粪量较少，且多黏液，色绿，经补充营养后，常逐渐痊愈

三、辨证要点

从大便性状辨寒热虚实

证型	大便性质
湿热泻	大便水样,或如蛋花汤样,气味秽臭,或夹少许黏液
风寒泻	大便清稀,夹有泡沫,臭气不甚
伤食泻	大便稀溏,夹有乳凝块或食物残渣,气味酸臭如败卵
脾虚泻	大便稀溏,色淡不臭
脾肾阳虚泻	久泻不止,大便清稀,完谷不化

四、辨证论治

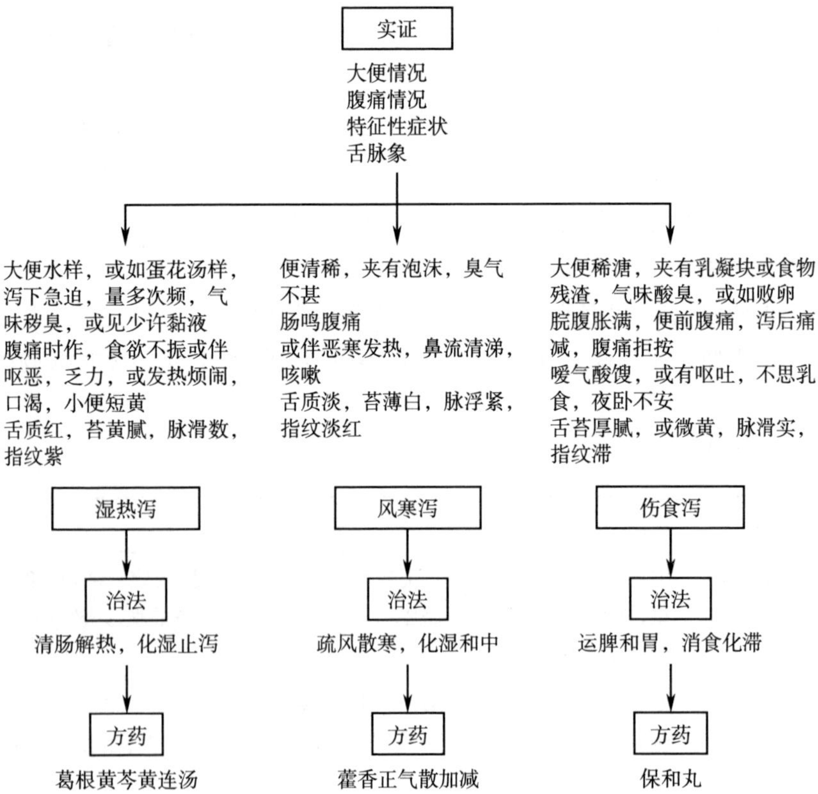

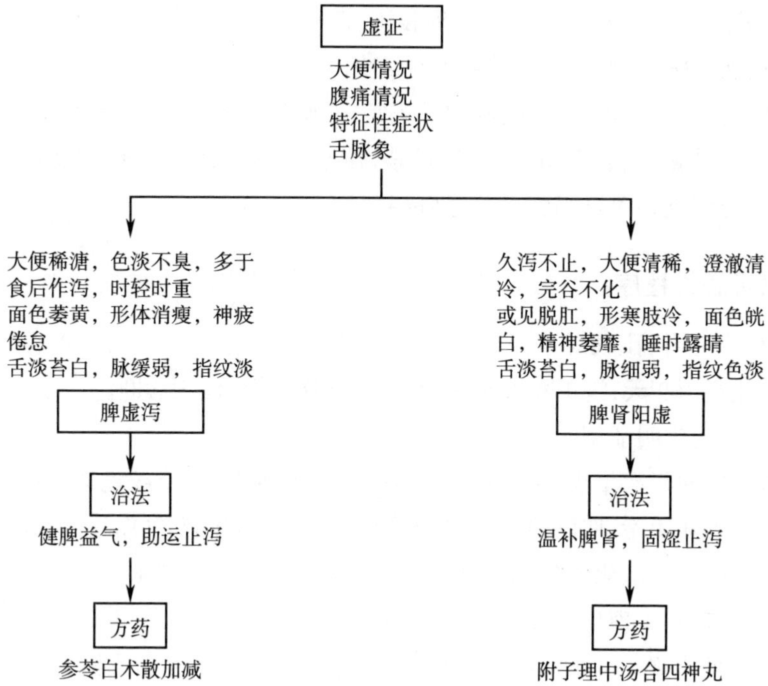

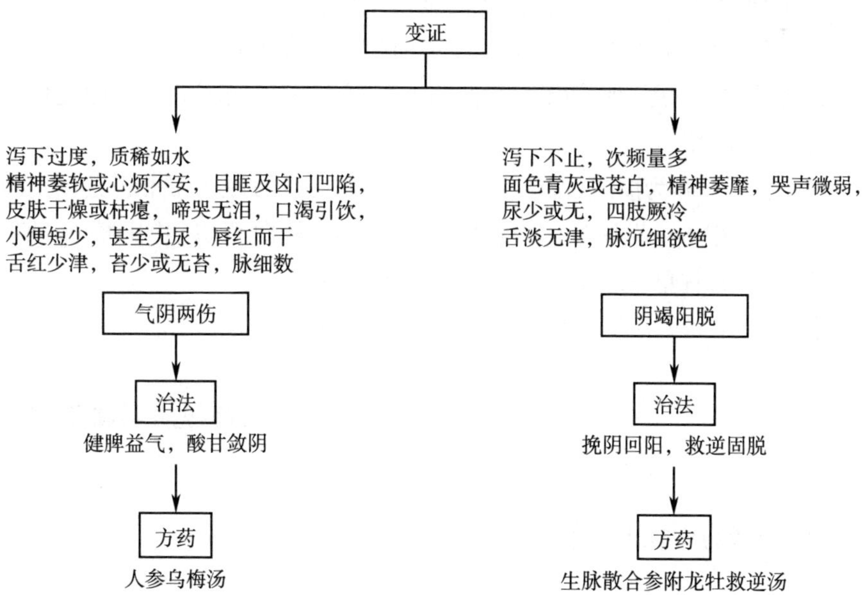

【病例思维程序示范】

患儿，女，13 月龄。因“腹泻 2 天”就诊。

患儿2天前无明显诱因下出现腹泻，泻下黏液脓血便，一天5~7次，每次量少，便前哭闹，无呕吐，无发热，小便量少。

查体：神清，精神尚可，皮肤弹性正常，心肺检查无殊，肠鸣音活跃，肛门周围红赤，舌质偏红，苔薄黄腻，指纹色紫，位于风关。辅助检查：大便常规＋隐血试验：白细胞（+），红细胞（+），隐血（+）。

辨证思维程序：

第一步：明确诊断。

患儿腹泻2天，泻下黏液脓血便，日5~7次，符合泄泻诊断。

第二步：辨明证型。

患儿排便每次量少，小便量少，舌质偏红，苔薄黄腻，指纹色紫，位于风关，此为小儿脏腑柔嫩，肌肤薄弱，冷暖不知自调，外感湿热邪气而致泻，脾喜燥而恶湿，湿困脾阳，运化失职，湿盛则濡泄，证属泄泻病之湿热证。

第三步：相关理化检查。

1. 大便常规+病毒检测　明确患儿泄泻的病因，有无细菌或相关病毒感染。
2. 大便隐血试验　判断患儿腹泻是否伴有下消化道出血情况。
3. 血清电解质　评估患儿腹泻是否引起电解质紊乱。
4. 血常规、CRP　评估患儿感染情况及泄泻是否引起贫血等伴随症状。

第四步：治疗。

本例患儿诊断为泄泻（湿热泻），治拟清热利湿止泻，方用葛根芩连汤加减。

处方：葛根6g，黄芩3g，黄连2g，煨木香6g，炒白芍9g，焦山楂6g，槐花6g，马齿苋10g，甘草3g。4剂。水煎服，每日2次。

服药后，患儿大便呈糊状，每日两次，未见黏液脓血便。

（《盛丽先儿科临证经验》）

【经验方及常用中成药】

一、常用中药成药

1. 葛根芩连微丸　用于湿热泻。
2. 藿香正气液　用于风寒泻。
3. 保和丸　用于伤食泻。

4. 健脾八珍糕　用于脾虚泻。

5. 附子理中丸　用于脾肾阳虚泻。

二、经验方

1. 自拟运脾化湿祛风方(《中国中医药科技》)

功能:运脾化湿,祛风止泻。

主治:泄泻(寒湿证)。

组成:炒苍术6~9g,防风3~6g,茯苓6~9g,泽泻3~6g,砂仁2~3g,广木香2~3g,广藿香3~6g,葛根3~6g,神曲6~9g,炮姜1g,陈皮3~6g,甘草3~4g。

用法:1剂水煎2次,第1次加水200ml煎至50ml,第2次加水150ml煎至50ml,两次药汁混合,早晚加红糖适量分次服。

2. 车葛楂苓汤(《中国中医基础医学杂志》)

功能:健脾利湿,消积止泻。

主治:泄泻诸证。

组成:车前子、焦山楂各9g,葛根、茯苓各12g,湿热表现者加黄芩6g、黄连3g;食积表现者加槟榔、苍术各6g,炒谷芽、麦芽各9g;脾虚表现者加山药12g、薏苡仁15g、陈皮6g;脾肾阳虚者加炒山药15g、肉桂3g、干姜3g、吴茱萸6g。

用法:1剂水煎2次,第1次加水200ml煎至50ml,第2次加水150ml煎至50ml,两次药汁混合服用。

【其他疗法】

一、药物外治

1. 丁香2g,吴茱萸30g,胡椒30粒,共研细末。每次1~3g,醋调成糊状,敷贴脐部,每日1次。用于风寒泻、脾虚泻。

2. 鬼针草30g,加水适量。煎煮后倒入盆内,先熏蒸、后浸泡双足,每日2~4次,连用3~5日。用于小儿各种泄泻。

二、推拿疗法

1. 清补脾土,清大肠,清小肠,退六腑,揉小天心。用于湿热泻。

2. 揉外劳宫,推三关,摩腹,揉脐,揉龟尾。用于风寒泻。

3. 推板门,清大肠,补脾土,摩腹,逆运内八卦,点揉天突。用于伤食泻。

4. 推三关,补脾土,补大肠,摩腹,推上七节骨,捏脊,重按肺俞、脾俞、胃俞、大肠俞。用于脾虚泻。

三、针灸疗法

1. 针法　取足三里、中脘、天枢、脾俞。发热加曲池，呕吐加内关、上脘，腹胀加下脘，伤食加刺四缝，水样便多加水分。实证用泻法，虚证用补法，每日1~2次。

2. 灸法　取足三里、中脘、神阙。隔姜灸或艾条温和灸。每日1~2次。用于脾虚泻、脾肾阳虚泻。

【经典原文】

《幼科全书·泄泻》："凡泄泻皆属湿。其证有五，治法以分利升提为主，不可一例混施。"

《幼幼集成》："夫泄泻之本，无不由于脾胃。盖胃为水谷之海，而脾主运化，使脾健胃和，则水谷腐化而为气血以行荣卫。若饮食失节，寒温不调，以致脾胃受伤，则水反为湿，谷反为滞，精华之气不能输化，以致合污下降而泄泻作矣。"

（万莉萍）

厌　食

【概述】

厌食是小儿时期的一种常见病症，临床以较长时期厌恶进食，食量减少为特征。本病可发生于任何季节，但夏季暑湿当令之时，症状可加重。各年龄儿童均可发病，以1~6岁为多见。城市儿童发病率较高。患儿除食欲不振外，一般无其他明显不适，预后良好，但长期不愈者，可使气血生化乏源，抗病能力下降，而易罹患他症，甚或影响生长发育转化为疳证。

【主要病因病机】

1. 喂养不当　小儿脏腑娇嫩，脾常不足，乳食不知自节，损伤脾胃，产生厌食。

2. 病传药害　若患他病，误用攻伐；或过用苦寒损脾伤阳；或过用温燥耗伤胃阴；或病后未能及时调理；或夏伤暑湿脾为湿困，均可使受纳运化失常，而致厌恶进食。

3. 先天不足　胎禀不足，或后天失于调养，则脾胃怯弱，乳食难于增进。

4. 情志失调　小儿神气怯弱，易受惊恐。若失于调护，猝受惊吓或打骂，或所欲不遂，或思念压抑，或环境变更等，均可致情志抑郁，肝失调达，气机不畅，乘脾犯胃，形成厌食。

5. 外邪直中　脾喜燥恶湿，脾为湿困，可使受纳运化失常，而致厌恶进食。

【辨证注意点】

1. 本病以脏腑辨证为主，主要从脾胃辨证，应注意区别其是以运化功能失健为主，还是以脾胃气阴亏虚为主。

2. 需要详细询问患儿平素的食欲情况、每日进食量、有无腹胀、体重有无增长、大便情况，婴幼儿应询问喂养方式、喂养情况等，同时还需要进行详细的体格检查及必要的实验室检查。

3. 排除全身性疾病、药物影响及某些内分泌疾病引起的厌食。

【辨证思路】

一、明确诊断

1. 有喂养不当、病后失调、先天不足或情志失调史。

2. 以厌恶进食及食量明显减少为主症，可伴面色少华、形体偏瘦等，但精神尚好，活动如常。

3. 病程超过 1 个月。

4. 除外其他具有厌食症状的疾病。

二、鉴别诊断

本病应与积滞、疳证相鉴别（见疳证章节）。

三、辨证要点

辨证特征

	脾失健运	脾胃气虚	脾胃阴虚
病程	短	长	长
食欲表现	纳呆食少，食而乏味	不思进食，食而不化	不思进食，食少饮多
体型	形体尚可	形体偏瘦	形体偏瘦
舌象	舌淡红，苔薄白或薄腻	舌质淡，苔薄白	舌红少津，苔少或花剥

四、辨证论治

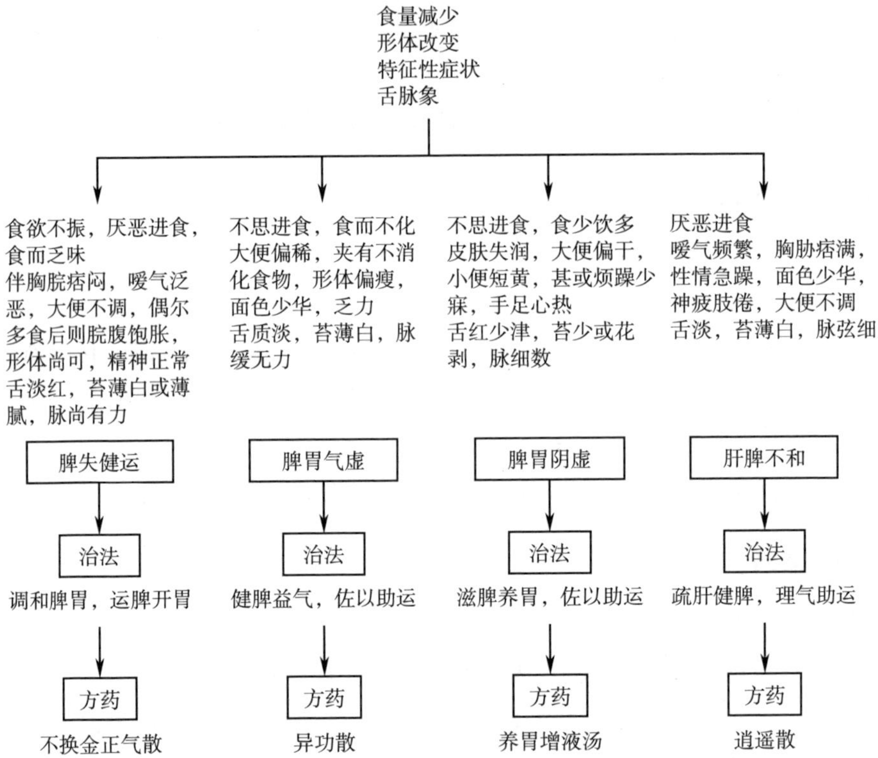

【病例思维程序示范】

患儿，男，1岁2个月，因“纳谷不馨半年余”初诊。

患儿纳谷不馨半年余，面色萎黄，形体消瘦，鼻根发青，性情急躁，心烦不宁，大便调，舌红苔白，指纹色紫。查血红蛋白100g/L。

辨证思维程序：

第一步：明确诊断。

患儿纳谷不馨半年余，面色萎黄，形体消瘦，符合厌食诊断。

第二步：辨明证型。

鼻根发青，性情急躁，心烦不宁，舌红苔白，指纹色紫等症状、体征，为肝失疏泄，肝木辱土，脾失运化，气血生化乏源，失于濡养，属肝脾不和证。

第三步：相关理化检查。

1. 血常规　判断患儿是否伴有营养不良性贫血。

2. 微量元素检查　判断患儿是否伴有微量元素的缺乏。

3. 幽门螺杆菌检测　明确患儿是否为幽门螺杆菌感染后诱发的厌食。

第四步：治疗。

本例患儿诊断为厌食（肝脾不和），治拟疏肝健脾，理气助运，方用自拟方。

处方：薄荷 6g，藿香 3g，淡竹茹 6g，桔梗 6g，山楂 6g，钩藤 6g，青皮 3g，神曲 10g，甘草 1.5g。3 剂。

（《任宝成临证经验选录》）

【经验方及常用中成药】

一、常用中成药

1. 保和丸　用于脾失健运证。

2. 山麦健脾口服液　用于脾失健运证。

3. 醒脾养儿颗粒　用于脾胃气虚证。

4. 逍遥颗粒　用于肝脾不和证。

二、经验方

1. 运脾醒胃汤（《山西中医》）

功能：运脾醒胃消食。

主治：厌食（脾失健运证）。

组成：茯苓 10g，山楂 10g，神曲 20g，麦芽 10g，莱菔子 10g，枳实 8g，木香 3g，苍术 4g，砂仁 6g，陈皮 6g，鸡内金 6g，甘草 6g。

用法：每日 1 剂，水煎分早晚服用，餐前半小时服用。

2. 自拟养阴运脾方（《海峡药学》）

功能：滋养胃阴、健脾运气消食。

主治：厌食（脾胃阴虚证）。

组成：白术、甘草、麦芽、鸡内金各 5g，太子参、北沙参各 8g，乌梅、山药各 10g。

用法：每日 1 剂，加 600ml 水煎至 200ml，分早晚 2 次服用，每次 100ml。

【其他疗法】

一、推拿疗法

1. 补脾土,运内八卦,清胃经,掐揉掌横纹,摩腹,揉足三里。用于脾失健运证。

2. 补脾土,运内八卦,揉足三里,摩腹,捏脊。用于脾胃气虚证。

3. 揉板门,补胃经,运八卦,分手阴阳,揉二马,揉中脘。用于脾胃阴虚证。

二、针灸疗法

1. 取脾俞、足三里、阴陵泉、三阴交,用平补平泻法。用于脾失健运证。

2. 取脾俞、胃俞、足三里、三阴交,用补法。用于脾胃气虚证。

3. 取足三里、三阴交、阴陵泉、中脘、内关,用补法。用于脾胃阴虚证。

以上各型均用中等刺激不留针,每日 1 次,10 次为 1 个疗程。

三、耳穴疗法

取脾、胃、肾、神门、皮质下。用胶布将王不留行籽贴于穴位上,隔日 1 次,双耳轮换,10次为1个疗程。每日按压3~5次,每次3~5分钟,以稍感疼痛为度。用于各证型。

【经典原文】

《素问·痹论》所说:"饮食自倍,肠胃乃伤。"

《诸病源候论·脾胃病诸候·脾胃气虚弱不能饮食候》:"脾者脏也,胃者腑也,脾胃二气相为表里,胃为水谷之海,主受盛饮食者也。脾气磨而消之,则能食。今脾胃二气俱虚弱,故不能饮食也,"

《幼科发挥·调理脾胃》:"儿有少食而易饱者,此胃不受、脾之不能消也。宜益胃之阳,养脾之阴。宜钱氏异功散合小建中汤主之。"

(万莉萍)

积　滞

【概述】

积滞是以不思乳食,食而不化,腹部胀满,嗳气酸腐,大便溏薄或秘结为临床特征的常见病证。本病一年四季均可发生，尤其是夏秋季节暑湿当令之时发病率较高，以婴幼儿多见。本病一般预后良好，个别患儿可因积滞日久，迁延失治，进一步损伤脾胃，导致气血化源不足，营养及生长发育障碍，转化为疳证。西医学消化不良的主要临床表现与本病相似。

【主要病因病机】

1. 乳食不节，伤及脾胃，致脾胃运化功能失调。

2. 暴饮暴食，或饮食无律，夜间添食等，致宿食停聚，积而不化，或脾胃虚弱，腐熟运化不及，乳食停滞不化。

3. 若积久不消，迁延失治，则可进一步损伤脾胃，导致气血生化乏源，暗耗气血津液，形体日渐消瘦，从而发展转化为疳证，故有“积为疳之母，无积不成疳”之说。

4. 本病病位在脾胃，其基本病理机制为乳食停聚中脘，积而不化，气滞不行。

【辨证注意点】

1. 辨虚实　本病病位以脾胃为主，病多属实，但若患儿素体脾气虚弱，可呈虚实夹杂之证。由脾胃虚弱所致者，初起即表现为虚实夹杂之证候。

2. 辨寒热　积滞内停，又有寒积或化热的演变，可根据病史、伴随症状以辨别其寒、热。

【辨证思路】

一、鉴别诊断

本病应与厌食、疳证相鉴别（见疳证章节）。

二、辨证要点

辨寒热虚实

	虚证、寒证	实证、热证
腹部特点	腹满喜温喜按	腹满拒按
大便特点	大便稀溏	便秘或大便酸臭

三、辨证论治

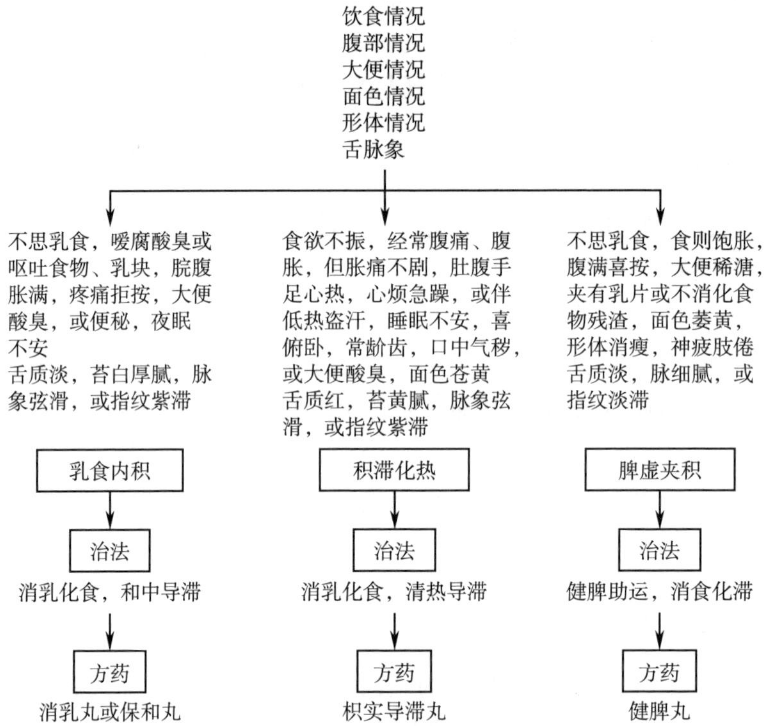

【病例思维程序示范】

患儿，男，6 岁，“腹胀伴纳食不佳 2 个月”就诊。

患儿近 2 个月来纳食不佳，食则饱胀，每日仅食三两，腹部微膨，小儿面黄，形体瘦弱，精神疲乏不振，大便次数增多，所泻溏薄。

查体：W：18kg，神清，精神欠振，形体偏瘦，面色黄，口唇欠华，全身皮肤无黄染、皮疹及出血点，心肺(－)，腹微膨隆，无压痛及反跳痛，无包块，双下肢无水肿，NS(－)，舌淡，苔白腻，脉细。

辨证思维程序：

第一步：明确诊断。

患儿腹胀伴纳食不佳 2 个月，体重 18kg，主症为纳食不佳，食则饱胀，腹部微膨，面黄，形体瘦弱，符合积滞的诊断。

第二步：辨明证型。

患儿食则饱胀，腹部微膨，伴有精神疲乏不振，大便次数增多，所泻溏薄，舌淡，苔白腻，脉细，为脾胃功能受损，运化无力，水谷停滞不化的表现，属脾虚夹积证。

第三步：相关理化检查。

1. 血常规　了解是否有感染。

2. 大便常规　了解是否有感染。

第四步：治疗。

本例患儿诊断为积滞（脾虚夹积），治拟健脾助运，消食化滞。

处方：党参 6g，黄芪 5g，炒白术 6g，炙甘草 3g，砂仁 2g（研），陈皮 3g，姜半夏 5g，焦山楂 18g，焦麦芽 18g，炒薏米 10g，藿香 5g。

（《刘弼臣临床经验辑要》）

【经验方及常用中成药】

一、常用中成药

1. 胃肠安丸　用于积滞各证。

2. 化积口服液　用于乳食内积证。

3. 小儿化食丸　用于积滞化热证。

4. 小儿香橘丸　用于脾虚夹积证。

5. 一捻金　用于乳食内积证。

二、经验方

1. 消积颗粒（《中国中医药现代远程教育》）

功能：健脾和胃，消食清热。

主治：积滞（积滞化热）。

组成：姜厚朴 6g，大黄 3g，栀子 10g，焦神曲 10g，炒牵牛子 6g，炒牛蒡子 10g，车前子 10g，白豆蔻 3g。

用法：水煎服，每日 1 剂，温热服。

2. 曲麦枳术丸（《中医儿科杂志》）

功能：健脾理气，消积导滞。

主治：积滞（脾虚夹积）。

组成：苍术 8g，枳实 8g，炒麦芽 10g，炒神曲 8g。

用法:水煎服,每日 1 剂,温热服。

3. 加味温胆汤(《中国卫生标准管理》)

功能:清胃消积。

主治:积滞(乳食内积)。

组成:枳实、茯苓、炒白术、厚朴、胡黄连、生甘草、陈皮、竹茹、清半夏、鸡内金、连翘、槟榔各 10g。

用法:水煎服,每日 1 剂,温热服。

【其他疗法】

一、耳穴疗法

取胃、大肠、神门、交感、脾。每次选 3~4 穴,用王不留行籽贴压,左右交替,每日按压 3~4 次。

二、推拿疗法

1. 清胃经,揉板门,运内八卦,推四横纹,揉按中脘、足三里,推下七节骨,分腹阴阳,用于乳食内积证。

2. 清胃经,揉板门,运内八卦,推四横纹,揉按中脘、足三里,推下七节骨,清天河,清大肠,用于食积化热证。

3. 补脾经,运内八卦,揉中脘,推大肠,揉按足三里,用于脾虚夹积证。

4. 各证均可配合使用捏脊法。

三、药物外治法

1. 玄明粉 3g,胡椒粉 0.5g。研细粉拌匀,置于脐中,外盖纱布,胶布固定,每日换 1 次,用于乳食内积证。

2. 神曲 30g,麦芽 30g,山楂 30g,槟榔 10g,生大黄 10g,芒硝 20g。共研细末,以麻油调上药,敷于中脘、神阙穴,先热敷 5 分钟后继续保留 24 小时,隔日 1 次,3 次为 1 个疗程,用于积滞腹胀痛者。

【经典原文】

《婴童百问·积滞第四十九问》:"小儿有积滞,面目黄肿,肚热胀痛,复睡多困,酷啼不食,或大便闭涩,小便如油,或便痢无禁,粪白酸臭,此皆积滞也。"

《万氏家藏育婴秘诀·伤食证治》:"小儿之病,伤食最多。故乳食停留中焦不化而成病者,必发热恶食,或噫气作酸,或恶闻食臭,或欲吐不吐,或吐出酸气,或气短痞闷,或腹痛啼哭。此皆伤食也。"

《幼幼集成·伤食证治》说:“乳食停滞中焦不化而成病者……便宜损之,损之者,谓姑之勿与食也,使其自运。经谓伤之轻者,损谷则愈矣;损之不减,则用胃苓丸以调之;调之不减,则用保和丸以导之,导之不去,则攻下之。”

(陈秀峰)

疳 证

【概述】

疳证是由于喂养不当,或因多种疾病的影响,导致脾胃受损,气液耗伤而形成的一种小儿慢性病证,临床以形体消瘦,面黄发枯,精神萎靡或烦躁,饮食异常,大便不调为特征。

本病多见于 5 岁以下小儿,发病无明显季节性。由于本病起病缓慢,病程较长,迁延难愈,易出现兼证,甚至导致阴竭阳脱,严重影响小儿生长发育,故前人视为“恶候”,列为儿科四大要证之一。

“疳”有两种含义:“一为疳者甘也”,言其病因,即谓其病由恣食肥甘厚腻,脾胃受损所致;二为“疳者干也”,言其病机和主证,即其病机为气血津液干涸,形体干瘪羸瘦为主要临床特征。

关于疳证的命名与分类,历代医家认识不一:以五脏命名,如肝疳、心疳、脾疳、肺疳、肾疳;以病因命名,如热疳、冷疳、哺乳疳、食疳、蛔疳等;以病位命名,如口疳、牙疳、眼疳等;按病情分类,如疳气、疳虚、疳极、干疳等。现代临床一般将疳证按病程及证候特点分为疳气、疳积、干疳三大证候及其他兼证。

【主要病因病机】

1. 乳食不节,喂养不当　乳食失节,饥饱无度,过食肥甘厚腻之品,生冷不洁之物,以致脾胃运化失司,食积内停,积久成疳。

2. 疾病影响　小儿长期患病,反复感染,或经常呕吐,慢性腹泻,或时行热病,病后失调,津液受伤,均导致脾胃虚弱,化生不足,气血俱虚,阴液消耗,久则成疳证。

3. 禀赋不足　先天胎禀不足,或早产、多胎,或母亲孕期久病,药物损伤胎元,以致出生后元气虚惫,脾胃功能薄弱,运化不健,水谷精微摄取不足,气血亏虚，脏腑肌肤失于濡养，形体羸瘦，形成疳证。

【辨证注意点】

1. 本病有主证、兼证之不同。主证按八纲辨证，重在辨虚实；兼证按脏腑辨证，分清疳证所累及之脏腑。

2. 主证按病程长短、病情轻重、虚实分为疳气、疳积、干疳三种证候。

3. 辨兼证　兼证主要发生在干疳阶段，临床出现眼疳、口疳、疳肿胀等。

【辨证思路】

一、明确诊断

1. 有喂养不当或病后饮食失调及长期消瘦史。

2. 形体消瘦，体重低于正常同龄儿平均值 15% 以上，面色无华，毛发稀疏枯黄；严重者形体干枯羸瘦，体重可低于正常值 40% 以上。

3. 饮食异常，大便干稀不调，或脘腹膨胀等明显脾胃功能失调症状。

4. 兼有精神不振，或好发脾气，烦躁易怒，或喜揉眉擦眼，或吮指磨牙等症。

5. 贫血者，血红蛋白及红细胞数减少。出现肢体水肿，属于营养性水肿者，血清总蛋白量大多在 45g/L 以下，血清白蛋白常在 20g/L 以下。

二、鉴别诊断

疾病	鉴别
厌食	厌食以较长时间食欲不振、食量减少为主症，一般无脘腹胀满、大便酸臭不调等症状
积滞	积滞以脘腹胀满，不思乳食，食而不化，大便酸臭为特征，形体消瘦不著，但积久不消，影响水谷精微化生，致形体显著消瘦时，可转化为疳证
疳证	可有食欲不振，亦有食欲亢进或者嗜食异物者，形体消瘦，可有烦躁不宁或萎靡不振，病情缠绵日久，生长发育明显迟缓以及舌疳、眼疳、疳肿胀等兼证

三、辨证要点

1. 辨病情

	疳气	疳积	干疳
病程	短	较长	长
饮食特点	厌食	嗜食异物	不思饮食

续表

	疳气	疳积	干疳
形体特点	面黄发稀,形体消瘦	形体明显消瘦,并有肚腹膨胀	极度消瘦,皮肤干瘪,大肉已脱
精神状态	精神不振	好发脾气、烦躁易怒	神萎息微

2. 辨兼证

兼证	特点
眼疳	两目干涩,畏光羞明,眼角赤烂,目睛失泽,甚则黑睛浑浊,白睛生翳,夜晚视物不清
口疳	口舌生疮,口腔糜烂,秽臭难闻,面赤唇红,烦躁哭闹,小便黄赤,或吐舌、弄舌
疳肿胀	足踝浮肿,甚或颜面及全身浮肿,按之凹陷难起,小便短少,面色无华,全身乏力,四肢欠温

四、辨证论治

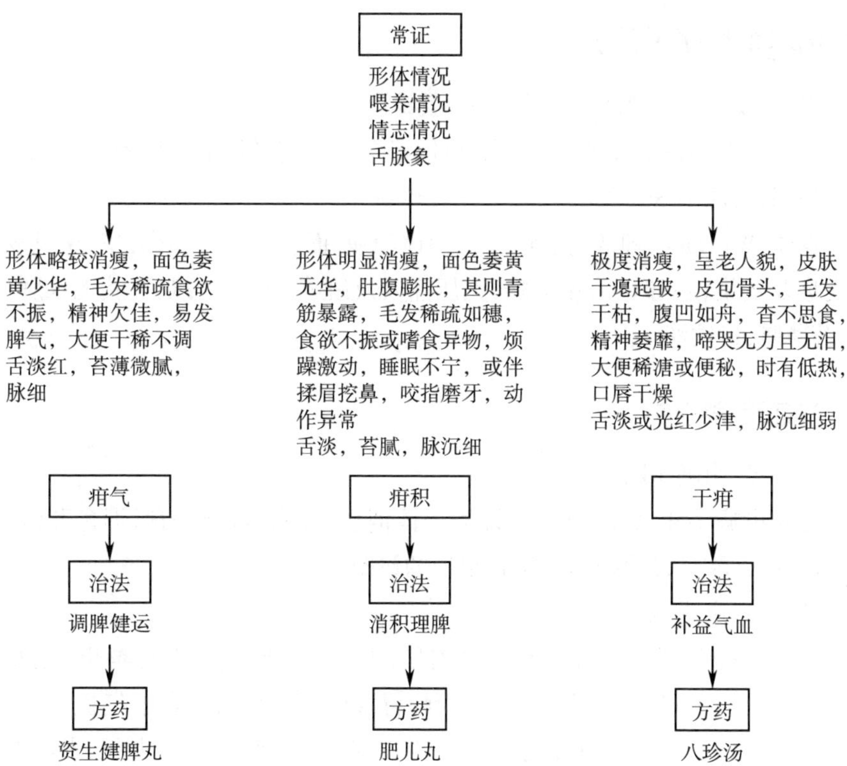

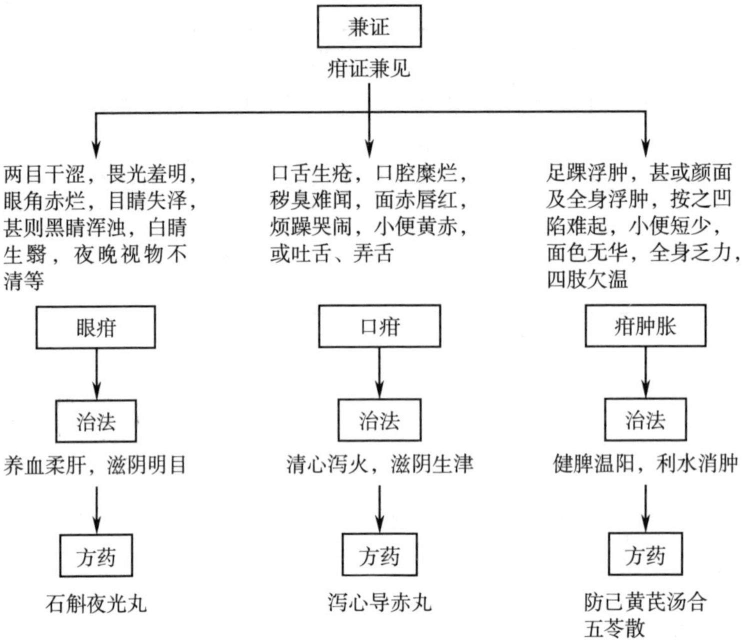

【病例思维程序示范】

患儿，女，1岁，“腹满、消瘦半年”就诊。

患儿近半年来形体消瘦，腹满，口馋嗜食，形色萎倦，毛发如穗，便下酸臭，烦躁易怒，夜寐不安。

查体：W：7.5kg，神清，精神萎靡，形体消瘦，面色欠华，口唇欠华，全身皮肤无皮疹及黄染，心肺（-），腹膨隆，无压痛及反跳痛，无包块，双下肢无水肿，舌淡，苔薄腻，指纹淡。

辨证思维程序：

第一步：明确诊断。

患儿患病半年，W：7.5kg，主证为形体消瘦，腹满，口馋嗜食，形色萎倦，毛发如穗，便下酸臭，烦躁易怒，符合疳证的诊断。

第二步：辨明证型。

患儿精神萎靡，形体消瘦，面色欠华，腹满，口馋嗜食，形色萎倦，毛发如穗，便下酸臭，烦躁易怒，夜寐不安，为脾胃虚弱，食停不化，壅塞气机，积久化热，胃有伏火，心肝火旺的表现。舌淡，苔薄腻，指纹淡，为脾虚夹积，虚实夹杂之象。故辨证属疳积证。

第三步:相关理化检查。

1. 血常规　了解是否有感染。

2. 血清总蛋白、血清白蛋白测定　了解营养情况及病情程度。

3. 微量元素检查　了解患儿是否缺乏微量元素,有助于病因判断及对应治疗。

第四步:治疗。

本例患儿诊断为疳证(疳积),治拟消积理脾。

处方:胡黄连 2g,醋炒五谷虫 9g,寒食曲 9g,焦白术 9g,广木香 3g,焦甘草 3g,小青皮 6g,陈皮 6g,炒扁豆 9g。

二诊:疳积渐化,腹部较软,口馋嗜食,叫吵不安,大便散杂。查体:W:7.8kg,神清,精神尚可,形体消瘦,面色欠华,口唇欠华,全身皮肤无皮疹及黄染,心肺(-),腹平软,无压痛及反跳痛,无包块,双下肢无水肿,舌淡,苔薄腻,指纹淡。再拟消积理脾。

处方:党参 9g、焦白术 9g、茯苓 9g、焦甘草 3g、胡黄连 2g、醋炒五谷虫 9g、寒食曲 9g、陈皮 6g、木香 3g、炒扁豆 9g,佛手 6g。日一剂。

(《中国百年百名中医临床家丛书:董廷瑶》)

【经验方及常用中成药】

一、常用中成药

1. 肥儿丸　用于疳气证及疳积之轻症。

2. 小儿香橘丹　用于疳积证。

3. 十全大补丸　用于干疳证。

二、经验方

1. 健脾消疳汤(《临床合理用药杂志》)

功能:健脾消食,导滞和胃。

主治:疳证(疳积)。

组成:太子参 3g,炒白术 4g,茯苓 3g,怀山药 6g,焦山楂 6g,炒麦芽 6g,焦神曲 6g,陈皮 3g,砂仁 3g,炒鸡内金 3g,木香 3g,枳实 3g,甘草 2g。

用法:水煎服,每日 1 剂,温热服。

2. 五味异功散(《新中医》)

功能:益气健脾,消食导积。

主治:疳证(疳积)。

组成:夜关门 20g,胡颓根 10g,太子参 20g,莱菔子 10g,茯苓 10g,山药 15g,陈皮 8g,甘草 8g,山楂 8g,鸡内金 8g。

用法:水煎服,每日 1 剂,温热服。

3. 亚康颗粒(《中医儿科杂志》)

功能:行气运脾消疳。

主治:疳证(疳积)。

组成:槟榔 10g,焦神曲 10g,黄芩 10g,炒白扁豆 10g,茯苓 10g,生栀子 10g,炒牵牛子 10g。

用法:水煎服,每日 1 剂,温热服。

【其他疗法】

一、针灸疗法

1. 体针

主穴:合谷、曲池、中脘、气海、足三里、三阴交。

配穴:脾俞、胃俞、痞根(奇穴,腰 1 旁开 3.5 寸)。

中等刺激,不留针。每日 1 次,7 日为 1 个疗程。用于疳气证、疳积轻症。

2. 点刺四缝　取穴四缝,常规消毒后,用三棱针在穴位上快速点刺,挤压出黄色黏液或血少许,每 5 日 1 次,每 2 次为 1 个疗程。用于疳积证。

二、捏脊疗法

捏脊疗法可用于疳气证、疳积证,对于极度消瘦、皮包骨头者不可应用,有兼证表现者可加重提捏相应背俞穴的力度。

三、推拿疗法

1. 补脾经,补肾经,运八卦,揉板门、足三里,揉胃俞,揉脐,摩腹。用于疳气证。

2. 补脾经,清胃经、心经、肝经,捣小天心,揉中脘,分推手阴阳、腹阴阳。用于疳积证。

3. 补脾经、肾经,运八卦,揉二马、足三里、中脘、胃俞。用于干疳证。

四、敷脐疗法

1. 莱菔子适量,阿魏调和,敷于贴膏上,外贴于神阙穴。每日 1 次,连用 7

日为 1 个疗程。用于疳积证腹部气胀者。

2. 大黄 6g，芒硝 6g，栀子 6g，杏仁 6g，桃仁 6g，共研细末，加面粉适量，用鸡蛋清、葱白汁、醋、白酒少许，调成糊状，敷于脐部。每日 1 次，连用 3~5 日。用于疳积腹部胀实者。

【经典原文】

《颅囟经·病证》："小儿，一、眼青揉痒是眼疳；二、齿焦是骨疳；三、肉色鼻中疳是肺疳；四、脾干肉裂是筋疳；五、发焦黄是血疳；六、舌上生疮是心疳；七、爱吃泥土是脾疳。"

《幼幼集成·诸疳证治》："凡病疳而形不魁者，气衰也；色不华者，血弱也。气衰血弱，知其脾胃必伤。有因幼少乳食，肠胃未坚，食物太早，耗伤真气而成者；有因甘肥肆进，饮食过餐，积滞日久，面黄肌削而成者；有因乳母寒热不调，或喜怒房劳之后乳哺而成者。有二三岁后，谷肉果菜恣其饮啖，因而停滞中焦，食久成积，积久成疳。复有因取积太过，耗损胃气。或因大病之后，吐泻疟痢，乳食减少，以致脾胃失养。二者虽所因不同，然皆总归于虚也……疳之为病，皆虚所致，即热者亦虚中之热，寒者亦虚中之寒，积者亦虚中之积，故治积不可骤攻，治寒不宜峻温，治热不可过凉，虽积为疳之母而治疳必先去积，然遇极虚者而迅攻之，则积未去而疳危矣。故壮者先去其积而后扶胃气，衰者先扶胃气而后消之。书曰：壮人无积，虚则有之。可见虚为积之本，积反为虚之标也。"

（陈秀峰）

营养性缺铁性贫血

【概述】

营养性缺铁性贫血，是由于体内铁缺乏致使血红蛋白合成减少而引起的一种小细胞低色素性贫血。本病多见于婴幼儿，尤以 6 个月 ~3 岁常见。轻度贫血可无自觉症状，中度以上的贫血，可出现头晕乏力，纳呆，烦躁等症，并有不同程度的面色、指甲、口唇和睑结膜苍白的表现。

【主要病因病机】

1. 先天禀赋不足　孕母体弱或孕期调护不当，孕母气血化生不足，影响胎儿生长发育，致使先天肾精不足，气血匮乏。

2. 后天喂养不当　小儿脾常不足，加上家长喂养不当，或疾病损伤脾胃，致使气血生化乏源。

3. 诸虫耗气伤血　饮食不洁，感染诸虫，诸虫寄生体内耗伤气血，致气血匮乏。

4. 急性或慢性出血　外伤失血过多或长期小量失血导致气血匮乏。

【辨证注意点】

1. 辨脏腑之不同。

2. 辨气血、阴阳之偏颇。

3. 根据临床表现及实验室检查结果判断病情程度。

【辨证思路】

一、明确诊断

1. 有明确的缺铁病史　铁供给不足、吸收障碍、需要增多或慢性失血等。

2. 临床表现　发病缓慢，皮肤黏膜逐渐苍白或苍黄，以口唇、口腔黏膜及甲床最为明显，神疲乏力，食欲减退。重症年长儿有头晕、耳鸣、眼花等症状。部分患儿可有肝脾肿大。

3. 实验室检查

（1）外周血象示血红蛋白和红细胞减少，以血红蛋白减少为主（6 个月 ~6 岁血红蛋白 <110g/L，6 岁以上血红蛋白 <120g/L），呈小细胞低色素性贫血。平均红细胞血红蛋白浓度（MCHC）<310g/L，平均红细胞体积（MCV）<80fl，平均红细胞血红蛋白量（MCH）<26pg。白细胞和血小板一般无异常。网织红细胞数正常或轻度减少。外周血涂片可见红细胞大小不等，以小细胞为多，中央淡染区扩大。

（2）骨髓象示红细胞系增生活跃，以中、晚幼红细胞增生为主，各期红细胞均较小，胞质少，染色偏蓝。粒细胞系及巨核细胞系一般无明显异常。

（3）铁代谢检查示血清铁 <10.7μmol/L，总铁结合力 >62.7μmol/L，转铁蛋白饱和度 <15%，红细胞游离原卟啉 >0.9μmol/L，血清铁蛋白 <12μg/L。

（4）铁剂治疗有效。

二、鉴别诊断

疾病	鉴别
再生障碍性贫血（再障）	以贫血、出血、感染等为特征；外周血象呈全血减低现象；骨髓象呈多系统增生减弱
营养性巨幼红细胞性贫血	贫血，并有神经系统表现，重则出现震颤、肌无力等；血象呈大细胞性贫血；骨髓象增生明显活跃，以红细胞系统增生为主，各期幼红细胞均出现巨幼变；维生素 B_{12} 缺乏或（和）叶酸缺乏为主要病因

三、辨证要点

1. 辨脏腑

脏腑	肝	心	脾	肾
症状	头晕目涩，潮热盗汗，爪甲枯脆	心悸心慌，夜寐欠安，语声不振	食少纳呆，体倦乏力，大便不调	腰腿酸软，畏寒肢冷，发育迟缓

2. 辨气血阴阳

	气虚	血虚	阴虚	阳虚
症状	体倦乏力，气短懒言	唇淡甲白，面色苍白，头晕，心悸	潮热盗汗，四肢震颤、抽动	面色㿠白，精神萎靡，四肢不温

四、辨证论治

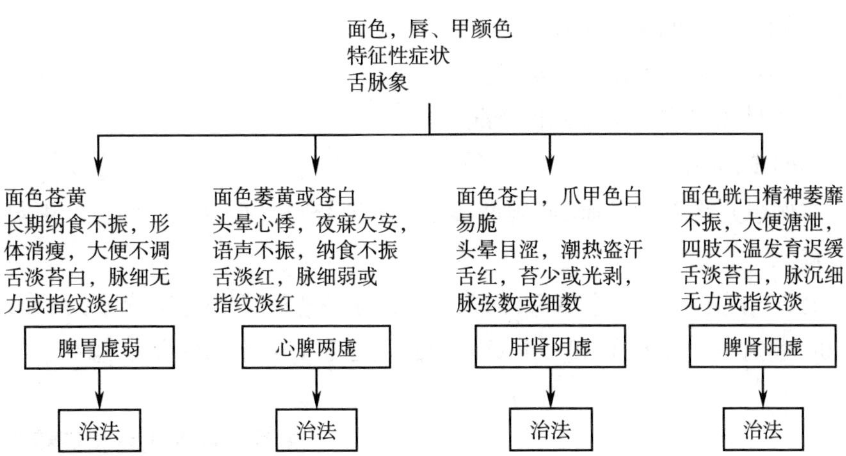

健运脾胃，益气养血 → 方药 → 六君子汤加减

补脾养心，益气生血 → 方药 → 归脾汤加减

滋养肝肾，益精生血 → 方药 → 左归丸加减

温补脾肾，益阴养血 → 方药 → 右归丸加减

【病例思维程序示范】

患儿，女，6岁。

患儿自幼纳差，偏食，易感冒，平均每月1~2次，面色苍白，头晕，心悸，倦怠，乏力，自汗，烦急，头发稀疏，唇舌色淡，苔薄白，脉沉弱无力。3日前在外院查：血红蛋白68g/L，红细胞2.8×10^{12}/L，白细胞5.6×10^{9}/L，血小板120×10^{9}/L，血清铁3.58μmol/L。骨髓穿刺：骨髓增生活跃，以中幼红细胞增生明显，巨核细胞数正常。

辨证思维程序：

第一步：明确诊断。

患儿自幼纳差，摄入不足，面色苍白、唇色淡、头晕、心悸为贫血征象，血红蛋白68g/L，红细胞2.8×10^{12}/L，符合贫血诊断。

第二步：辨明证型。

患儿纳差，头晕，心悸，唇舌色淡，苔薄白，脉沉弱无力，为心血亏虚不能濡养，脾虚不能运化水谷以化生气血，属心脾两虚之证。

第三步：相关理化检查。

1. 血常规　明确贫血程度。
2. 骨髓穿刺　明确贫血类型。
3. 血清铁测定　了解缺铁情况。

第四步：治疗。

本例患儿诊断为贫血（心脾两虚证），治拟补脾养心，益气生血，方用归脾汤加减。

处方：生黄芪20g，党参6g，当归6g，山药12g，茯苓15g，生薏苡仁15g，黄精10g，莲肉10g，枸杞子10g，生麦芽15g，生谷芽15g，生鸡内金10g。

（《宋祚民中医儿科临证精要》）

【经验方及常用中成药】

一、常用中成药

1. 健脾生血颗粒　用于脾胃虚弱证、心脾两虚证。

2. 归脾丸　用于心脾两虚证。

3. 小儿生血糖浆　用于贫血各证型。

4. 儿血宝口服液　用于肝肾阴虚证。

二、经验方

1. 红白汤(《江西中医药》)

功能:健脾补肾,益气养血。

主治:贫血(脾肾阳虚证)。

组成:黄芪 50g,当归 20g,红参 15g,麦冬 15g,五味子 15g,生地黄 25g,白芍 15g,丹参 15g,炒槐花 50g,白术 15g,首乌 15g,黄精 25g。

用法:水煎服,每日 1 剂。

2. 健脾生血汤(《中医儿科血液病诊疗经验》)

功能:健脾补肾,益气养血。

主治:贫血(脾肾阳虚证)

组成:党参 20g,白术 12g,茯苓 12g,鸡内金 12g,焦三仙各 12g,枸杞子 10g,熟地黄 12g,大枣 5 枚,甘草 6g。

用法:水煎服,每日 1 剂。

【其他疗法】

一、外治疗法

紫河车、老鹿角打成细粉,填敷神阙穴,每日 1 次,15 天为 1 个疗程。

二、针灸疗法

1. 体针

取穴:大椎、脾俞、胃俞、关元、足三里、气海、三阴交、肾俞、太溪。

每次选 3~5 穴,用补法或平补平泻法,针后加艾灸。每日 1 次,10 次为 1 个疗程。

2. 耳穴压豆法

取穴:胃、脾、肾、肝、皮质下、内分泌、肾上腺。

每次选 4~5 穴,用王不留行籽胶布贴压,左右交替,每 3 日一换。

3. 穴位注射

取穴：足三里、三阴交。

用生脉注射液或黄芪注射液，每次每穴予 1~2ml 注射液进行穴位注射，隔日 1 次，左右交替。

三、推拿疗法

补脾经，推三关，摩腹，按揉脾俞、胃俞、肾俞、足三里，捏脊。脾虚夹积者加揉板门；心烦、夜眠不安者清心经、肝经；潮热盗汗者揉二马，清天河水，揉涌泉；肢凉便溏者补肾经，逆摩少腹。

【经典原文】

《证治准绳·幼科》："若气虚血弱，当以人参补之；阳旺则阴生血也。若四物汤者，独能主血分受伤，为气不虚也。若左寸关脉数而无力，血虚也，四物汤加参术。"

（胡　鹏）

心肝系病证

汗　证

【概述】

汗证是指小儿在正常环境中，安静状态下，全身或局部出汗过多，甚则大汗淋漓的一种病证。本病多发生于5岁以内的小儿。睡中出汗，醒时汗止者，称盗汗；不分寤寐，无故汗出者，称自汗。

【主要病因病机】

1. 肺卫不固　先天禀赋不足，或后天脾胃失调，肺气虚弱，表虚不固，故汗出不止。

2. 营卫失调　小儿营卫之气生成不足，或受疾病影响，或病后护理不当，营卫不和，致津液从皮毛外泄而汗出。

3. 气阴亏虚　大病久病之后或先天不足，后天失养的体弱小儿，气虚不能敛阴，阴亏虚火内炽，迫津外泄而为汗。

4. 湿热迫蒸　平素饮食甘肥厚腻，可致湿热内生，蕴阻脾胃，湿热郁蒸，外泄肌表而致汗出。

【辨证注意点】

1. 分辨自汗、盗汗　不分寤寐，无故汗出者，称自汗，自汗多为阳虚。睡中出汗，醒时汗止者，称盗汗，盗汗多属阴虚。

2. 辨清汗证之虚实。

3. 根据汗出的部位、皮肤温度、伴随症状等判断证型。

【辨证思路】

一、明确诊断

1. 小儿在安静状态下、正常环境中，全身或局部出汗过多，甚则大汗淋漓。

2. 不分寤寐汗出过多为自汗；仅在寐中汗出过多为盗汗。

3. 排除因环境、活动等客观因素及其他疾病所引起的出汗。

二、辨证要点

辨虚实

	汗出特点及虚实
肺卫不固	多汗以头、颈、胸、背为主，气虚
营卫失调	多汗而抚之不温，以阳虚为主
气阴亏虚	汗出遍身而伴虚热征象，以阴虚为主
湿热迫蒸	汗出肤热，以实证为主

三、辨证论治

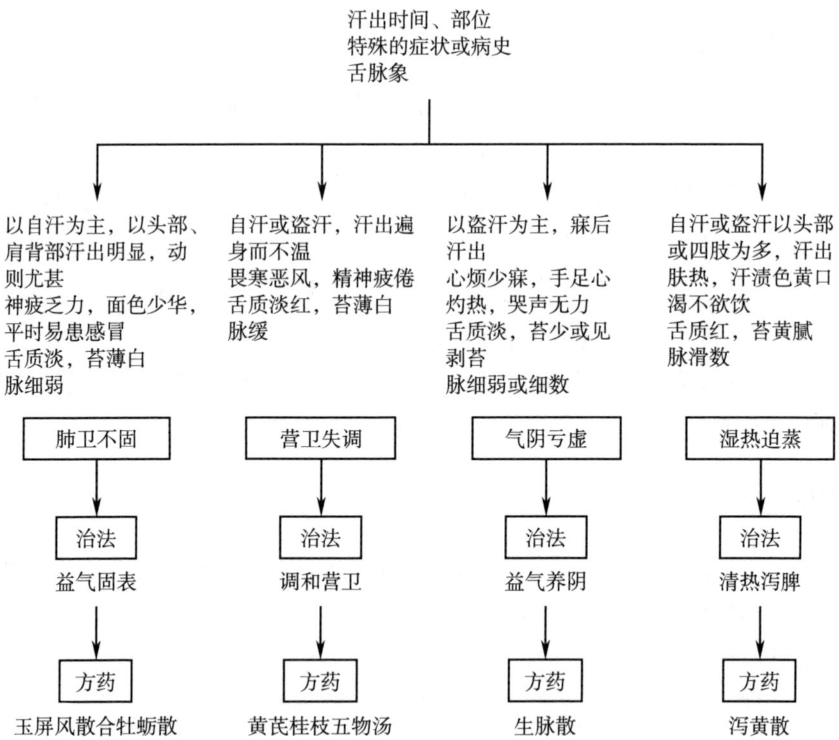

【病例思维程序示范】

患儿，女，7 岁。

患儿平素易感，平均每月感冒 2~3 次，近 9 日以来，精神倦怠，烦躁易哭，不思饮食，自汗，动则更甚，睡时露睛，大便干燥，2~3 日一行。面色皖白，形体消瘦，舌苔薄白，脉细弱。

辨证思维程序：

第一步：明确诊断。

患儿以自汗为主要表现，符合汗证的诊断。

第二步：辨明证型。

患儿以自汗为主，动则尤甚，伴精神倦怠，面色皖白，平素易感，舌苔薄白，脉细弱，均为肺气不足之征象，肺气虚，津液失于固摄而外泄为汗，属肺卫不固证。

第三步：治疗。

本例患儿诊断为汗证（肺卫不固证），治拟益气固表，方用玉屏风散合牡蛎散加减。

处方：黄芪 15g，党参 10g，白术 6g，防风 6g，茯苓 10g，浮小麦 15g，牡蛎 15g（先煎），甘草 6g。

（《宋祚民中医儿科临证精要》）

【经验方及常用中成药】

一、常用中成药

1. 玉屏风口服液　用于肺卫不固证。
2. 生脉饮口服液　用于气阴亏虚证。
3. 龙牡壮骨颗粒　用于各证型。

二、经验方

黄芪红枣汤（《朱瑞群儿科经验集》）

功能：益气固表。

主治：汗证（肺卫不固证）。

组成：黄芪 15g，红枣 20 只。

用法：开水适量，文火煎煮 1 小时以上，分 2~3 次，食枣喝汤，每日 1 剂。

【其他疗法】

一、外治疗法

1. 五倍子粉适量，温水或醋调成糊状，每晚临睡前敷脐中，用橡皮膏固定。用于盗汗。

2. 龙骨、牡蛎粉适量，每晚睡前外扑。用于自汗、盗汗。

二、推拿疗法

1. 补脾经 300 次，补肺经 300 次，补肾经 300 次，揉肾顶 300 次，揉中脘 300 次，推三关 300 次，摩脐 5 分钟，捏脊 3~5 次。每日 1 次。适用于自汗。

2. 补肾经 300 次，揉肾顶 300 次，揉肾俞 50 次，揉二马 50 次，揉小天心 50 次，分阴阳 100 次，运内劳宫 100 次，清天河水 100 次。每日 1 次。适用于盗汗。

【经典原文】

《景岳全书·小儿则下·盗汗》认为："若小儿多汗者，终是卫虚所以不固……大都治汗之法，当以益气为主，但使阳气外固则阴液内藏而汗自止矣。"

（胡　鹏）

心　痹

【概述】

心痹是由外感风热邪毒或湿热邪毒引起的以局限性或弥漫性心肌炎性病变为主的疾病，以神疲乏力、面色苍白、心悸、气短、肢冷、多汗为临床特征。本病发病年龄以 3~10 岁小儿为多。其临床表现轻重不一，轻者可无明显的自觉症状，只出现心电图改变，重者心律失常、心脏扩大，少数发生心源性休克或急性心力衰竭，甚至猝死。

【主要病因病机】

1. 外感风热邪毒　风热邪毒从鼻咽而入，犯于肺卫，由表入里，内舍于心，心脉痹阻，气血运行不畅，心悸不宁。

2. 外感湿热邪毒　湿热邪毒从口鼻而入，蕴于肠胃，内舍于心，心脉痹阻，气血运行不畅，心悸不宁。

3. 气阴亏虚　外邪犯心，耗气伤阴，心气不足，血行无力，心阴耗伤，心脉失养，心悸不宁。

4. 心阳不振　外邪犯心，耗损心阳，阳失振奋，气化失职，可致怔忡不安。

5. 痰瘀内生　本病迁延日久，伤及脾肺，脾虚水津不布，肺虚失于清肃，致痰浊内生，痰瘀互结，阻滞脉络而胸痛心悸。

【辨证注意点】

1. 发病前有无病毒感染史。

2. 根据病程、症状、舌脉辨清虚实、缓急。

3. 注意辨别病情轻重。

【辨证思路】

一、明确诊断

1. 以神疲乏力，面色苍白，心悸，气短，肢冷，多汗为临床特征。

2. 临床诊断依据

(1) 心功能不全、心源性休克或心脑综合征。

(2) 心脏扩大。X 线检查、超声心动图检查具有表现之一。

(3) 心电图改变：Ⅰ、Ⅱ、aVF、V_5 导联中 2 个或 2 个以上 ST-T 改变持续 4 天以上，及其他严重心律失常。

(4) 肌酸激酶同工酶(CK-MB)升高，心肌肌钙蛋白(cTnI 或 cTnT)阳性。

3. 病原学诊断依据

(1) 确诊指标：心内膜、心肌、心包(活检，病理)或心包穿刺液检查分离到病毒，或用病毒核酸探针查到病毒核酸，或特异性病毒抗体阳性。

(2) 参考依据：粪便、咽拭子或血液中分离到病毒，且恢复期血清同型抗体滴度较第一份血清升高或降低 4 倍以上；病程早期患儿血中特异性 IgM 抗体阳性；用病毒核酸探针从患儿血中查到病毒核酸。

4. 确诊依据

(1) 具备临床诊断依据 2 项，临床可诊断为心肌炎。发病同时或发病前 1~3 周有病毒感染的证据者支持诊断。

(2) 同时具备病原学确诊依据之一，可确诊为病毒性心肌炎。具备病原学参考依据之一，可临床诊断为病毒性心肌炎。

（3）凡不具备确诊依据，疑似病毒性心肌炎，应给予必要的治疗或随诊，并根据病情变化，确诊或除外心肌炎。

（4）应除外风湿性心肌炎、中毒性心肌炎、先天性心脏病、结缔组织病以及代谢性疾病的心肌损害、甲状腺功能亢进症、原发性心肌病、原发性心内膜弹力纤维增生症、先天性房室传导阻滞、心脏自主神经功能异常、β受体功能亢进及药物引起的心电图改变。

二、鉴别诊断

疾病	鉴别
胸痹	胸部闷痛，甚则胸痛彻背，喘息不得卧为主要表现，轻者感觉胸闷，呼吸欠畅，重者则有胸痛，严重者心痛彻背，背痛彻心
厥证	突然发生一时性昏倒，不知人事，或伴有四肢逆冷为主要症状，常急性起病，轻者短时间内即可苏醒，重者一厥不醒，预后不良

三、辨虚实轻重

1. 辨虚实

证型	虚证	实证
病程	短暂	长达数月
临床表现	胸闷胸痛、气短多痰，或恶心呕吐、腹痛腹泻	心悸气短，神疲乏力，面白多汗
舌、脉	舌红，苔黄	舌淡或偏红，舌光少苔

2. 辨病情轻重

病情	轻	重
临床表现	神志清楚，神态自如，面色红润	面色苍白，气急喘息，四肢厥冷，口唇青紫，烦躁不安
脉象	脉实有力	脉微欲绝或频繁结代者

四、辨证论治

急性期

心悸、胸闷、气短情况
特征性症状
病程短
舌脉象

发热，咽红肿痛，咳嗽有痰，心悸气短，胸闷胸痛
舌质红，苔薄
脉数或结代

风热犯心

治法

清热解毒，养阴活血

方药

银翘散

寒热起伏，呕吐泄泻，全身肌肉酸痛，心悸胸闷
舌质红，苔薄黄
脉濡数或结代

湿热侵心

治法

清热化湿，宁心安神

方药

葛根芩连汤

心悸、胸闷、气短情况
特征性症状
病程长
舌脉象

迁延期

心悸不宁，动后尤甚，少气懒言，烦热口渴，夜寐不安
舌质光红，少苔
脉细数或促或结代

气阴亏虚

治法

心悸怔忡，畏寒肢冷，面色苍白，肢体浮肿
舌质淡胖或淡紫
脉缓无力或结代

心阳虚弱

治法

慢性期

心悸不宁，胸闷憋气，心前区痛如针刺，面色晦暗，唇甲青紫
舌质紫黯或舌边尖见瘀点，苔腻
脉滑或结代

痰瘀阻络

治法

益气养阴，宁心安神 → 方药：炙甘草汤合生脉散

温振心阳，宁心安神 → 方药：桂枝甘草龙骨牡蛎汤

豁痰活血，化瘀通络 → 方药：瓜蒌薤白半夏汤合失笑散

【病例思维程序示范】

患儿,女,13 岁。以“心悸 3 个月”就诊。

患儿曾在外院查心电图:ST 段偏移,T 波低平,心律失常,室性期前收缩呈二联律。现患儿心悸,胸闷憋气,盗汗,夜寐不安,舌尖红,苔黄厚,脉结代。查体:咽红,心率 100 次 /min,心尖部可闻及期前收缩,6 次 /min。

第一步:明确诊断。

患儿心悸、胸闷憋气为心痹征象,符合心痹诊断。

第二步:辨明证型。

患儿病程较长,心悸,胸闷,伴盗汗,夜寐不安,舌尖红,苔黄厚,脉结代等症状、体征,为气阴亏虚之证。

第三步:相关理化检查。

1. 心电图　明确是否存在心律失常或心肌损害。

2. 心肌酶谱　明确心肌损害的程度。

3. 心脏彩超　明确心脏的结构、心脏瓣膜的情况以及血流情况。

第四步:治疗。

本例患儿诊断为心痹(气阴亏虚证),治拟益气养阴,宁心安神,方用炙甘草汤合生脉散加减。

处方:炙甘草 10g,北沙参 30g,麦冬 10g,五味子 6g,生龙骨 15g(先煎),鲜石斛 10g,佛手 10g,白芍 10g,生牡蛎 15g(先煎),茯苓 10g,丹参 10g,鸡内金 10g。

(《宋祚民中医儿科临证精要》)

【经验方及常用中成药】

一、常用中成药

1. 生脉饮口服液　用于气阴两虚证。

2. 丹参注射液　用于痰瘀阻络证。

3. 参麦注射液　用于心阳虚衰,气阴欲脱,血压下降者。

4. 参附注射液　用于心阳虚衰,阳气欲脱者。

5. 玉丹荣心丸　用于气阴两虚,心脉瘀阻者。

二、经验方

1. 心肌炎 1 号方(《中医儿科临床精要》)

功能:补益气阴,重补其阴。

主治:心瘅(气阴亏虚证)。

组成:生龙骨 15g,生牡蛎 15g,北沙参 30g,麦冬 10g,五味子 6g,鲜石斛 10g,佛手 10g,白芍 10g,茯苓 10g,丹参 10g,鸡内金 10g,炙甘草 10g。

用法:水煎服,每日 1 剂,分 3 次温服。

2. 心肌炎 3 号方(《中医儿科临床精要》)

功能:补益气阴,调养心气。

主治:心瘅(气阴亏虚证)。

组成:党参 10g,生黄芪 30g,麦冬 10g,生龙骨 15g,五味子 10g,桂枝 1.5g,白芍 10g,生牡蛎 15g,丹参 10g,石菖蒲 10g,佛手 10g,石斛 10g,生鳖甲(先煎)10g。

用法:水煎服,每日 1 剂,分 3 次温服。

【其他疗法】

针灸疗法

1. 体针　主穴取心俞、巨阙、间使、神门、血海,配穴取大陵、膏肓、丰隆、内关。用补法,得气后留针 30 分钟,隔日 1 次。

2. 耳针　取心、交感、神门、皮质下,隔日 1 次。或用王不留行籽压穴,用橡皮膏固定,每日按压 2~3 次。

【经典原文】

《伤寒论·辨太阳病脉证并治》:“伤寒二三日,心中悸而烦者,小建中汤主之……伤寒脉结代,心动悸,炙甘草汤主之。”

《小儿药证直诀·脉证治法》云:“心主惊……虚则卧而悸动不安。”

（胡　鹏）

注意缺陷多动障碍

【概述】

注意缺陷多动障碍（attention-deficit hyperactivity disorder，ADHD）又称“轻微脑功能障碍综合征”“儿童多动综合征”等，是儿童期常见的一种行为异常性疾患。本病以与年龄不相符的注意力涣散、情绪不稳、活动过多、自控能力差为主要临床特征，可伴有认知障碍和学习困难，智力正常或基本正常。本病好发年龄为6~14岁，男女比例为（4~9）：1，国内发病率为1.3%~8.6%。绝大多数患儿到青春期病情可逐渐好转而痊愈，但部分病例的疾病可延续到成年，故通常需要长期接受治疗。

本病相当于中医学中的“脏躁”“健忘”“失聪”等范畴。

【主要病因病机】

1. 心肝火旺　小儿“心常有余”“肝常有余”，若教育不当，心理失和，或情志失调，五志化火，或素体热盛，喜食油煎辛辣之品，助热生火，扰动心肝，而见多动冲动，烦躁不安。

2. 痰火内扰　素体肥胖小儿，痰湿之体，平素喜食肥甘厚味之品，或偏食辛辣香燥之物，导致痰火内生，扰动心神，则见多动多语，冲动任性。

3. 肝肾阴虚　小儿稚阴稚阳之体，若先天禀赋不足，肾阴不足，水不涵木，肝阳亢盛，则表现为多动难静，神思涣散。

4. 心脾两虚　若心气不足，心失所养可致心神失守而精神涣散，注意力不集中。脾虚失养则静谧不足，兴趣多变，言语冒失，健忘；心脾两虚则神思不定，反复无常，不能自制。

【辨证注意点】

1. 按脏腑辨证　根据病位特点、情志活动、伴随症状综合考量。

2. 按阴阳辨证　根据情志活动、主要症状、伴随症状及舌苔脉象等综合考量。

3. 本病的实质为虚证，亦有标实之状，临床多见虚实夹杂之证。

【辨证思路】

一、明确诊断

其诊断多参考美国《精神障碍诊断与统计手册(第5版)》(DSM-Ⅴ)的ADHD诊断标准。

注意缺陷多动障碍诊断标准

A. 一种持续的注意缺陷和/或多动-冲动的模式,干扰了正常的功能和发育,以下列(1)和/或(2)为特征:

(1)注意分散:下述症状中至少有6项,持续6个月以上且达到与发育阶段不适应和不一致的程度;年龄较大的青少年和成人(17岁以上)至少需要符合下列症状中的5项。

a. 在完成作业、工作或其他活动中,常粗心大意,不注意细节,发生错误。

b. 在完成任务或游戏活动的时候经常很难保持注意力集中。

c. 别人与他说话时,常像没听见一样,尽管并没有任何明显干扰他的东西存在。

d. 很难按照指令与要求行事,导致不能完成家庭作业、家务或其他工作任务。

e. 常常难以安排好任务或活动,如难以管理资料、物品及时间,工作凌乱、没有条理。

f. 常常回避、不喜欢、不愿意或做那些需要持续脑力的事情(如家庭作业)。

g. 常常遗失作业或活动所需的物品(例如玩具、铅笔、书本、钥匙、工具、眼镜和手机等)。

h. 常常因外界刺激而分散注意力。

i. 常常在日常活动中忘记事情,年长儿或成人则会忘记回电话、付账单或赴约会等。

(2)多动/冲动:以下症状中至少有6项,持续6个月以上,且达到与发育阶段不适应和不一致的程度。年龄较大的青少年和成人(17岁以上)至少需要符合下列症状中的5项。

a. 经常坐不住,手脚动个不停或者在座位上扭来扭去。

b. 在教室内或在其他应该坐好的场合,常常离开座位。

c. 经常在一些不适合的场合跑来跑去或爬上爬下,年长儿或成人可能仅有坐立不安的主观感觉。

d. 经常无法安静地玩耍或从事休闲活动。

e. 经常活动不停，好像“被发动机驱动着”一样，不能保持安静或感到不舒服。

f. 常常讲话过多。

g. 他人的问话还未完结时抢先回答，如在交谈中抢话头，不能等待按顺序发言。

h. 经常难以按顺序排队等待。

i. 常常打断或干扰他人的谈话或游戏，未经别人允许，就开始使用他人物品。

B. 注意缺陷、多动－冲动的症状在12岁以前就已存在。

C. 有些注意缺陷、多动－冲动的症状存在于两种或以上的场合（例如学校和家里）。

D. 有明确的证据显示症状干扰或降低了社交、学业和职业功能的质量。

E. 排除精神分裂症或其他精神障碍，也不能用其他精神障碍来更好地解释（如焦虑障碍、分离障碍、人格障碍、物质中毒或戒断等）。

二、鉴别诊断

疾病	鉴别
正常顽皮儿童	主要以主动注意力和是否能自我制约为鉴别点，正常儿童多数时间能集中精力，在集体中可遵守纪律，自我约束
精神发育迟滞	有明显的智力低下（IQ<70）、语言和运动发育落后，可能有相应的遗传病史，中枢兴奋剂疗效不及ADHD显著，少有ADHD的其他特征
抽动障碍	以运动性抽动和发声性抽动为主，其多动是因肌肉抽动引起

三、辨证要点

1. 辨脏腑

脏腑	特征
心	注意力不集中，情绪不稳定，多梦烦躁
肝	易于冲动，好动难静，容易发怒，常不能自控
脾	兴趣多变，做事有头无尾，记忆力差
肾	脑失精明，学习成绩低下，记忆力欠佳，或有遗尿、腰酸乏力等

2. 辨阴阳

	阴静不足	阳亢躁动
情志活动及主要症状	注意力不集中,自控能力差,情绪不稳,神思涣散	动作过多,冲动任性,急躁易怒
伴随症状及舌苔、脉象	形体虚胖,纳呆便溏,面色少华,舌质淡,苔薄白,脉虚弱	形体消瘦,睡眠不实,自汗盗汗,或五心烦热,大便秘结,盗汗腰酸,或急躁易怒,冲动任性,舌红,脉弦

四、辨证论治

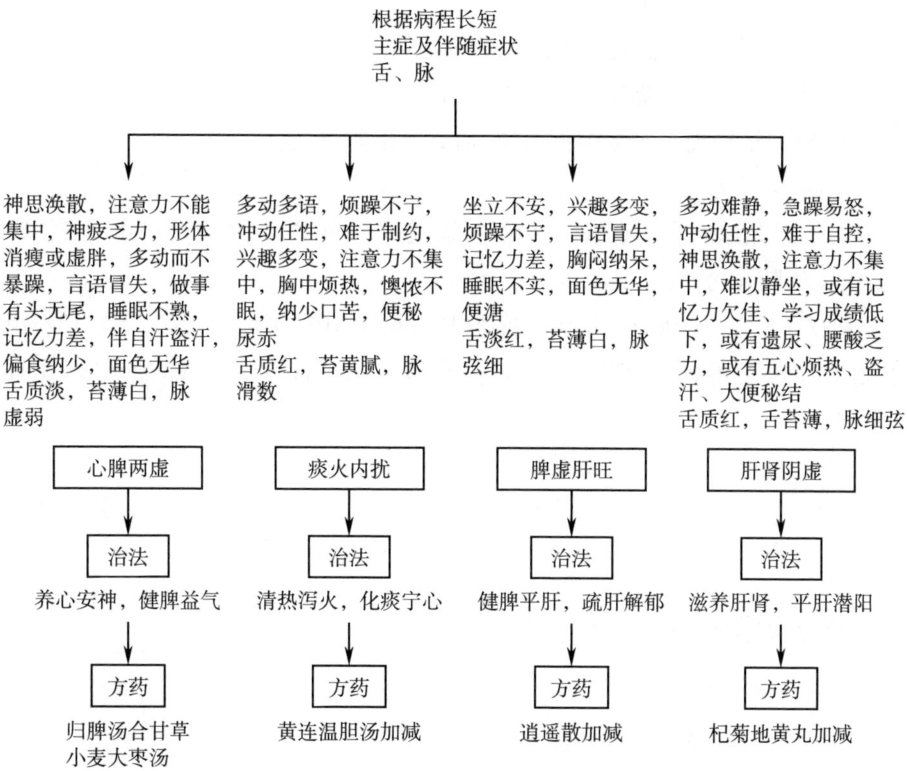

【病例思维程序示范】

李某,男,9岁,2014年3月1日初诊。

其母代述患儿多动不安,注意力不集中2年。上课坐不安稳,不专心听讲,发呆走神,作业不认真,学习成绩下降。平时烦躁易怒,阵阵大叫,胃纳尚可,大便干，小便黄，舌尖边红，舌苔薄黄，脉滑数。

辨证思维程序：

第一步：明确诊断。

患儿多动不安、注意力不集中2年，上课坐不安稳，不专心听讲，发呆走神，平时烦躁易怒，阵阵大叫，影响正常学习生活，符合注意缺陷多动障碍诊断。

第二步：辨脏腑和阴阳。

患儿注意力不集中，情绪不稳定，烦躁易怒，阵阵大叫，故辨其病位在心肝，属阳亢躁动。

第三步：相关理化检查。

1. 脑电图和/或脑诱发电位　排除癫痫。
2. 智能测试　排除精神发育迟滞情况。
3. 影像学检查　排除中枢占位、血管畸形等器质性病变。

第四步：治疗。

本例患儿诊断为注意缺陷多动障碍（心肝火旺证），治拟清心泻肝、安神定志，佐以醒脑开窍，方用龙胆泻肝汤加减。

处方：龙胆草 10g，柴胡 10g，黄芩 10g，栀子 10g，生地黄 15g，泽泻 10g，川木通 10g，黄连 6g，龙骨 20g，牡蛎 20g，石菖蒲 10g，郁金 15g。水煎温服，每日1剂。

（《四川中医》）

【经验方及常用中成药】

一、常用中成药

1. 静灵口服液　用于肝肾阴虚证。
2. 杞菊地黄丸　用于肝肾阴虚证。
3. 知柏地黄丸　用于肝肾阴虚证兼虚火上炎。
4. 归脾丸　用于心脾两虚证。
5. 柏子养心丸　用于心脾两虚证。
6. 小儿智力糖浆　用于心肾不足，痰浊阻窍证。
7. 多动宁胶囊　用于肝肾阴虚证。

二、经验方

1. 平动汤(《中医儿科杂志》)

功能:清心平肝。

主治:心肝火旺证。

组成:醋柴胡 6g,炒白芍 10g,生地黄 10g,磁石 15g,广郁金 10g,石菖蒲 10g,钩藤 10g,益智仁 10g,红景天 10g,炒酸枣仁 6g。

用法:上方为中药颗粒剂,开水烊冲,每日 1 剂,分 2 次,早晚温服。

2. 黄连温胆汤(《中国医药指南》)

功能:清热泻火,化痰镇静。

主治:痰火内扰证。

组成:黄连 6g,竹茹 9g,牡蛎 15g,半夏 5g,石菖蒲 12g,陈皮 6g,茯苓 9g,龙骨 15g,胆南星 9g,枳实 9g,甘草 6g。

用法:加生姜 3 片、大枣 5 枚,水煎服,日一剂,早晚分服。

【其他疗法】

一、推拿疗法

补脾经,揉内关、神门,按揉百会,摩腹,按揉足三里,揉心俞、肾俞、命门,捏脊,擦督脉、膀胱经第一侧线。

二、针灸疗法

1. 体针　主穴取内关、太冲、大椎、曲池,配穴取百会、四神聪、隐白、神庭、心俞。捻转进针,用泻法,不留针。每日 1 次。

2. 耳针　取心、神门、交感、脑点。浅刺不留针,每日 1 次。或用王不留行籽压穴,取穴同上。

【经典原文】

《素问·生气通天论》说:“阴平阳秘,精神乃治。”

《素问·宣明五气》说:“五脏所藏:心藏神,肺藏魄,肝藏魂,脾藏意,肾藏志。”

(贾自盈)

抽动障碍

【概述】

抽动障碍，亦称多发性抽动症、抽动-秽语综合征，主要表现为反复的、不自主的、快速的一个部位或多部位肌群运动抽动或发声抽动，甚至语言猥秽，并常伴有情绪障碍及多动、强迫等行为障碍。本病发病无季节性，起病年龄约2~12岁，总发病率为0.05%~3%，近几年发病率有上升趋势，男女之比约（3~5）：1。病程持续时间较长，可自行缓解或加重，患儿智力一般不受影响。

中医古代文献中无本病的记载，根据临床表现，可归于“肝风证”“抽搐”“瘛疭”“痉风”“梅核气”“郁证”等范畴。

【主要病因病机】

1. 气郁化火　若情志失调，五脏失和，则气机不畅，郁久化火，引动肝风。

2. 脾虚痰聚　禀赋不足或病后失养，损伤脾胃，脾失健运，水湿潴留，聚液成痰，痰气互结，壅塞胸中，蒙蔽心神。

3. 阴虚风动　素体真阴不足，或热病伤阴，或肝病及肾，肾阴虚亏，水不涵木，筋脉失养，虚风内动。

【辨证注意点】

1. 辨虚实　根据病程长短、主症及伴随症状表现等综合考量。

2. 辨脏腑　根据抽动部位、主症及伴随症状表现等综合考量。

【辨证思路】

一、明确诊断

本病诊断多参考美国《精神障碍诊断与统计手册（第5版）》（DSM-V）的抽动障碍诊断标准。

1. 具有多种运动抽动和一种或多种发声性抽动，但不一定同时存在，表现为突然的、快速的、反复性的、非节律性的、刻板的动作或发声。

2. 可每天发作或有间歇，病程持续或间歇发作超过1年，在此期间，其无抽动的间歇期持续时间不超过3个月。

3. 上述症状可引起明显的不安，影响社交、就业和其他重要领域的活动。

4. 发病于 18 岁前。

5. 上述症状不是直接由某些药物（如可卡因）或其他疾病（如亨廷顿舞蹈病、病毒感染后脑炎）引起。

二、鉴别诊断

疾病	鉴别
风湿性舞蹈病	6 岁以后多见，女孩居多，是风湿热主要表现之一，表现为四肢较大幅度、无目的、不规则的舞蹈样动作，生活常不能自理，常伴肌力及肌张力减低，无发声抽动或秽语症状，常伴有风湿性感染的体征和阳性化验结果，抗风湿治疗有效
肌阵挛	是癫痫发作的一个类型，或是脑高度节律异常疾病的表现，具有发作性，往往是一组肌群突然抽动，患儿可表现为突然的前倾和后倒，肢体或屈或伸，每次持续时间短暂，常伴意识障碍，脑电图高度节律异常，抗癫痫药物有效

三、辨证要点

1. 辨虚实

	虚	实
病程长短	较长	短
主要症状	抽动较弱，发声较低	抽动频繁有力，发声响亮
伴随症状	伴面色无华，倦怠懒言，或潮热盗汗	烦躁易怒，大便干
舌苔、脉象	舌淡苔薄，或舌红苔少者	舌质红，脉实者

2. 辨脏腑

脏腑	特征
肝	眨眼摇头，怪相百出，烦躁易怒
心	夜眠多梦，心烦不宁，秽语抽动
脾	抽动无力，纳呆食少，面黄体倦
肾	肢颤腰扭，手足心热，舌红苔少
肺	时有外感，喉出异声，引发抽动

四、辨证论治

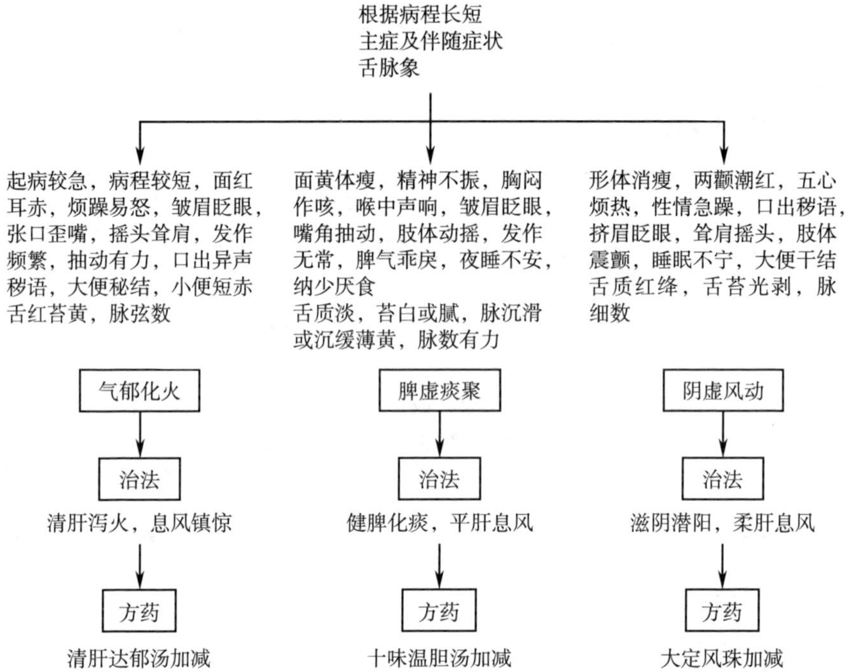

【病例思维程序示范】

蒙某,女,6 岁。2009 年 8 月 12 日就诊。

主诉:频繁面部肌肉抽动伴不自主摇头半年。

患儿半年前无明显诱因频繁出现面部肌肉抽动伴不自主摇头,不能控制,且逐渐加重,现每日发作近百次,口周、鼻部肌肉不自主抽动,频繁眨眼、摇头,心烦,无头痛,不吐,饮食、二便正常。舌淡红,苔薄白,脉沉弦。

辨证思维程序:

第一步:明确诊断。

患儿 6 岁,近半年频繁出现面部肌肉抽动伴不自主摇头,不能控制,且逐渐加重,现每日发作近百次,口周、鼻部肌肉不自主抽动,频繁眨眼、摇头,心烦,符合抽动障碍的诊断。

第二步:辨虚实和脏腑。

本例患儿发病病程短,症状发作频繁,脉沉弦,属实证;其症状表现为频繁眨眼、摇头，口周、鼻部多处面部肌肉运动性抽动，故其病位脏腑主要在肝脾，病机要点在于脾虚肝旺，肝风内动，风痰内扰，偏于风盛。

第三步：相关理化检查。

1. 脑电图　排除癫痫。

2. 头颅 MRI　排除中枢占位、血管畸形等器质性病变。

3. 血铅　排除铅中毒。

4. 抗链球菌溶血素 O　了解链球菌感染情况，协助鉴别风湿性舞蹈病。

5. 耶鲁综合抽动严重程度量表（YGTSS）、多发性抽动综合量表（TSGS）了解抽动病情轻重程度。

第四步：治疗。

本例患儿诊断为抽动障碍（脾虚肝旺、风痰内阻证），治拟扶土抑木、平肝息风，方用缓肝理脾汤加减。

处方：党参 15g，茯苓 10g，桂枝 10g，僵蚕 10g，羌活 10g，防风 10g，柴胡 10g，杭白芍 10g，枳壳 10g，川芎 6g，天麻 10g，葛根 10g，甘草 6g。水煎温服，每日 1 剂。

（《长春中医药大学学报》）

【经验方及常用中成药】

一、常用中成药

1. 当归龙荟丸　用于气郁化火证。

2. 泻青丸　用于气郁化火证。

3. 琥珀抱龙丸　用于脾虚痰聚及痰热者。

4. 杞菊地黄丸　用于阴虚风动证。

5. 菖麻熄风片　用于肝风内动夹痰证。

6. 九味熄风颗粒　用于肾阴亏损，肝风内动证。

二、经验方

1. 安神定抽合剂（《中医儿科杂志》）

功能：健脾化痰，息风定抽。

主治：脾虚肝旺，肝风内生。

组成：苍术 8g，炒白术 15g，太子参 10g，茯苓 10g，天竺黄 6g，石菖蒲 10g，钩藤 10g,天麻 10g,炒白芍 10g。

用法:上方水煎至 100ml,4~6 岁每次 30ml,7~9 岁每次 40ml,10~15 岁每次 50ml,均为每日 2 次,口服。连续治疗 12 周为 1 个疗程。

2. 白术芍药散(《实用中西医结合临床》)

功能:平肝息风,疏肝扶脾。

主治:脾虚肝亢。

组成:白术 10g,白芍 10g,陈皮 6g,防风 6g,伸筋草 15g,太子参 10g,茯苓 10g,钩藤 10g,川芎 6g,半夏 5g。

用法:上方水煎至 200ml,每日 1 剂,分 2~3 次温服。

3. 平风化痰汤(《现代实用医学》)

功能:健脾化痰,疏肝息风。

主治:脾虚肝旺。

组成:白术、茯苓各 15g,芍药、钩藤各 12g,柴胡、僵蚕、姜半夏各 6g,天竺黄 3g(抽动较甚者加蜈蚣 1 条、全蝎 2g)。

用法:上方水煎至 300ml,每日 1 剂,分 2 次,早晚温服。6 周为 1 个疗程。

【其他疗法】

一、推拿疗法

推脾土,揉脾土,揉五指节,运内八卦,分阴阳,推上三关,揉涌泉、足三里。

二、针灸疗法

1. 体针

主穴:太冲、风池、百会。

配穴:印堂、迎香、四白、地仓、内关、丰隆、神门。

2. 耳针　皮质下、神门、心、肝、肾。每次选 2~3 穴进行耳穴埋针,每周 2 次。每日可按压 2~3 次,每次 5 分钟。

【经典原文】

《小儿药证直诀·肝有风甚》指出:“凡病或新或久,皆引肝风,风动而上于头目,目属肝,肝风入于目,上下左右如风吹,不轻不重,儿不能任,故目连劄也。”

(贾自盈)

惊　　风

【概述】

惊风是小儿常见的急重病证，临床以抽搐、昏迷为主要症状。四证即痰、热、惊、风；八候指搐、搦、掣、颤、反、引、窜、视。本病分为急惊风、慢惊风两类。本病与西医学小儿惊厥相关。

急惊风、慢惊风鉴别

分类	起病	病程	主症特点	病性
急惊风	暴急	短	高热，神昏，抽搐较重	多为热证
慢惊风	缓慢	长	多不伴发热，神昏，抽搐较轻，有时仅见手指蠕动	多为寒证

急　惊　风

【主要病因病机】

1. 风热动风　小儿感受风寒或风热之邪，邪袭肌表或从口鼻而入，易于传变，郁而化热，热极生风。

2. 气营两燔　小儿元气薄弱，真阴不足，易受暑邪，暑为阳邪，化火最速，传变急骤，内陷厥阴，引动肝风；暑多夹湿，湿蕴热蒸，化为痰浊，蒙蔽心窍，痰动则风生。

3. 邪陷心肝　若感受疫疠之气，则起病急骤，化热化火，逆传心包，火极动风。

4. 湿热疫毒　饮食不洁，误食污秽或毒物，湿热疫毒蕴结肠腑，内陷心肝，扰乱神明，而致痢下秽浊，高热昏厥，抽风不止，甚者肢冷脉伏，口鼻气凉，皮肤花斑。

5. 惊恐惊风　小儿神气怯弱，若猝见异物，乍闻异声，或不慎跌仆，暴受惊恐，致使心舍失守舍，神无所依，轻者神志不宁，惊惕不安，重者心神失主，痰涎上壅，引动肝风，发为惊厥。

【辨证注意点】

1. 辨病情之轻重。

2. 辨表热、里热。

【辨证思路】

一、明确诊断

本病诊断多以症状为依据，关键在于寻找病因，临床应围绕病因进行详细问诊，并结合必要的辅助检查做出明确诊断。

1. 详细询问病史

(1) 年龄：新生儿惊厥首先考虑缺氧缺血性脑病、颅内出血、颅脑畸形、代谢紊乱、脑膜炎、破伤风等。婴儿期多见于低血钙、化脓性脑膜炎、高热惊厥、颅脑畸形、脑损伤后遗症、婴儿痉挛症等。幼儿期多见于高热惊厥、颅内感染、中毒性脑病、低血糖、头部跌伤等。年长儿惊厥以癫痫、颅内肿瘤、颅内感染、中毒、脑部外伤、中毒性脑病、高血压脑病多见。

(2) 季节：冬春季以流行性脑脊髓膜炎、维生素 D 缺乏性搐搦症、高热惊厥多见，夏秋季以中毒型菌痢、流行性乙型脑炎多见。

(3) 其他病史：包括家族癫痫史、围产期病史、生长发育史、喂养史、外伤史等。

2. 全面体格检查　包括意识状态、生命体征(体温、脉搏、呼吸、血压、瞳孔)、囟门、颅缝、神经系统体征、脑膜刺激征、颅内高压、眼底改变、皮肤异常色素或皮疹、感染灶等。抽搐部位局限且恒定常有定位意义。

3. 其他　实验室及其他检查，必要时可行血、尿、便常规及培养，脑脊液、脑电图、头颅 CT 等检查，以协助诊断。

二、鉴别诊断

疾病	鉴别
脐风	脐风以唇青口撮、牙关紧闭、苦笑面容，甚至四肢抽搐、角弓反张为主症，但脐风仅见于新生儿，多出现在出生后 4~7 天，因断脐时处理不当，被秽邪风毒侵入所致，根据病史、发病年龄、典型症状等不难鉴别
厥证	厥证是由于阴阳失调、气机逆乱引起，以突然昏倒、不省人事、四肢厥逆为主要表现的一种病证，其与惊风的鉴别要点在于：厥证以四肢厥冷为主症，一般无肢体抽搐、强直等表现

续表

疾病	鉴别
癫痫	癫痫发作多有突然仆倒，不省人事，四肢抽搐，口吐白沫或作畜鸣声，须臾抽搐停止，神情如常，一般不发热，年长儿较为多见，有家族史，脑电图检查可见癫痫波

三、辨证要点

1. 辨轻重

	轻症	重症
抽风次数	仅 1 次	2 次以上
发作时间	持续时间较短（5 分钟以内）	持续时间较长
神志情况	发作后无神志障碍	发作后神志不清

2. 辨表热、里热

	表热	里热
主症特点	昏迷抽搐为一过性，热退后抽搐自止	反复抽搐、昏迷
伴随症状	鼻塞、流涕、咳嗽、咽痛等表证	壮热口渴，便秘或脓血便等里热证

四、辨证论治

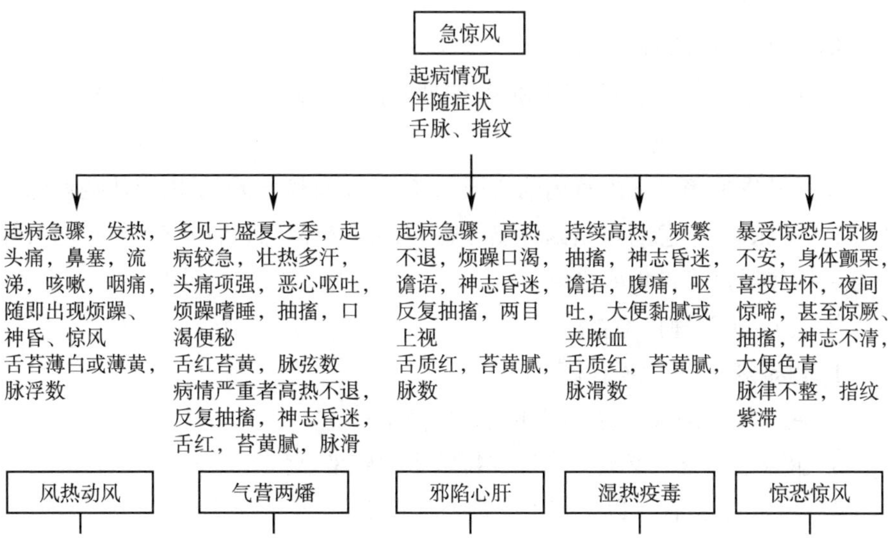

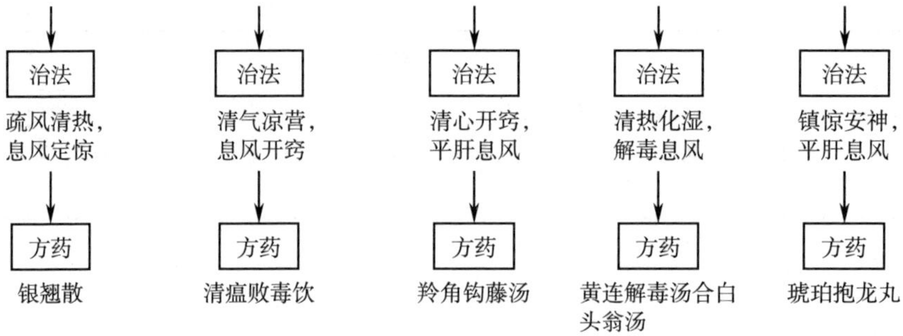

【病例思维程序示范】

患儿，女，1岁。初诊时间：1963年10月15日。

因“发热6天伴惊厥发作1次”就诊。

患儿6天前突然壮热烦渴，神昏抽搐，曾在某医院门诊，诊为中毒性痢疾，经抢救后于夜半三时方苏醒。迄今6天，身热时高时低，大便脓血，一日5~6次，里急后重，心烦口渴。

刻下患儿精神尚可，面色少华，未见抽搐，汗出不多，纳差，夜寐欠安，小便可，大便脓血，一日5~6次。

查体：神清，精神尚可，咽淡红，心肺(–)，腹软，脐周轻压痛，余腹无明显压痛及反跳痛，NS(–)。舌质红，苔黄尖赤，脉象细数。

辨证思维程序：

第一步：明确诊断。

患儿1岁，6天前突然壮热烦渴，伴神昏抽搐1次，符合急惊风诊断。

第二步：辨明证型。

患儿神昏抽搐可知疫毒内陷心肝二经；反复发热6天，是由湿热疫毒郁而发热；大便脓血，里急后重是因毒热蒸腐大肠，气机阻滞；舌质红，苔黄尖赤，脉象细数均属湿热疫毒炽盛之象。

第三步：相关理化检查。

1. 血常规　以了解感染程度。
2. 粪常规及细菌培养　以明确致病微生物。
3. 脑脊液检查　必要时行腰穿排除中枢感染。
4. 头颅CT检查　以了解中枢是否有病变。

第四步:治疗。

本例患儿诊断为急惊风(湿热疫毒),治拟清肠解毒。

处方:白头翁 10g,北秦皮 10g,川连 1.5g,黄柏 6g,生地黄 10g,生石膏(先煎)25g,寒水石 10g,马齿苋 10g,银花炭 10g,乌梅 3g,大白芍 10g。

二诊:药后身热已退,痢下已无脓血,惟尚口渴欲饮,苔光质赤,脉象细数,营血亏伤,再拟清营解毒,佐以益阴治之。

处方:川连 1.5g,清阿胶(化)10g,白头翁 10g,生地黄 10g,乌梅 3g,大白芍 10g,麦冬 6g,金钗石斛(先煎)10g,生谷芽 10g。

(《刘弼臣临床经验辑要》)

慢　惊　风

【主要病因病机】

1. 脾虚肝亢　由于暴吐暴泻,或他病妄用汗、下之法,导致中焦受损,脾胃虚弱。脾土既虚,则脾虚肝旺,肝亢化风,致成慢惊风。

2. 脾肾阳衰　若胎禀不足,脾胃素虚,复因吐泻日久,或误服寒凉,伐伤阳气,以致脾阳式微,阴寒内盛,不能温煦筋脉,而致时时搐动之慢脾风证。

3. 阴虚风动　急惊风迁延失治,或温热病后期,阴液亏耗,肝肾精血不足,阴虚内热,灼烁筋脉,以致虚风内动而成慢惊风。

【辨证注意点】

1. 慢惊风病程较长,起病缓慢,辨证多属虚证。

2. 辨病位。

【辨证思路】

一、明确诊断

1. 具有暴吐暴泻、久吐久泻、急惊风、佝偻病等病史。

2. 病缓慢,病程较长。症见面色苍白,嗜睡无神,抽搐无力,时作时止,或两手颤动,筋惕肉瞤,脉细无力。

3. 根据患儿的临床表现,结合血液生化、脑电图、脑脊液、头颅CT等检查,以明确诊断原发病。

二、辨证要点

辨病位

病位	主症特点
脾胃虚弱	精神萎靡,嗜睡露睛,不欲饮食,大便稀溏,抽搐无力,时作时休
脾肾阳衰	神萎昏睡,面白无华,四肢厥冷,手足震颤
肝肾阴虚	低热虚烦,手足心热,肢体拘挛或强直,抽搐时轻时重

三、辨证论治

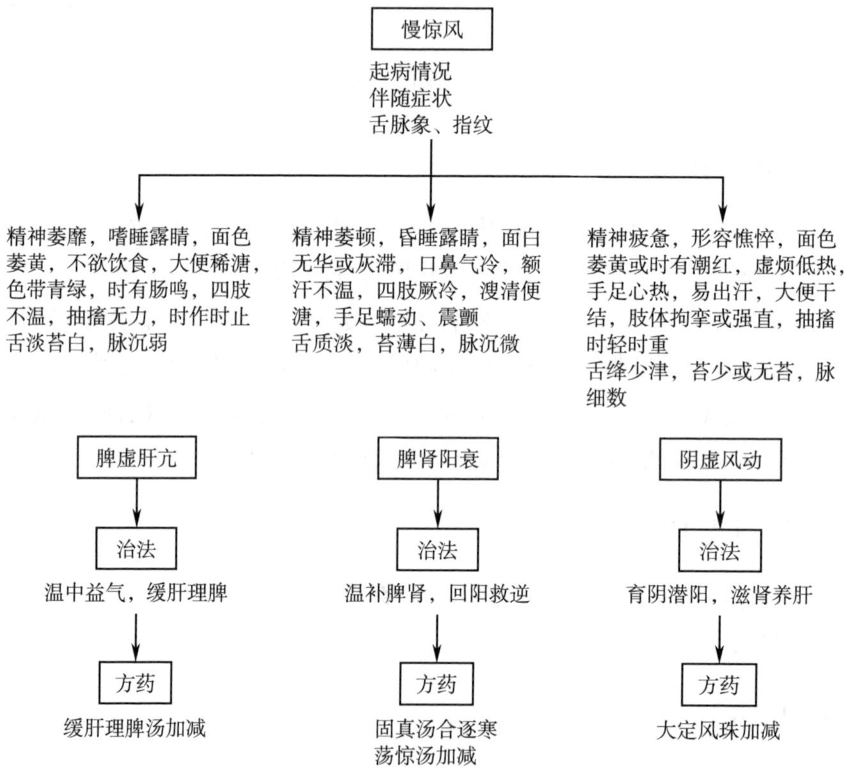

【病例思维程序示范】

张某,男,4岁。病历号:75633,初诊日期:1964年6月1日。患儿曾因高热,抽风,昏迷而入某医院住院治疗,诊为脑炎。经多方抢救后,刻下身热已解,嗜睡露睛,黏汗自出,手足微有搐动,大便时泄,痰鸣辘辘,面色㿠白,苔白脉沉。

辨证思维程序：

第一步：明确诊断。

患儿脑炎后遗症，症见手足微搐动，嗜睡露睛，属慢惊风。

第二步：辨明证型。

患儿嗜睡露睛，手足微搐动属脾虚肝亢，虚风扰动；面色㿠白，大便时泄可知脾阳虚弱；痰鸣漉漉可因脾虚失于运化，痰湿内盛；苔白脉沉属脾虚肝亢。

第三步：相关理化检查。

1. 脑电图　以了解脑部情况。

2. 肌电图　以了解肌力。

3. 头颅CT、磁共振检查　以明确颅内病灶情况。

第四步：治疗。

本例患儿诊断为慢惊风（脾虚肝亢证），治拟大补脾土，生胃回阳，固真汤加减。

处方：附子（先下）6g，肉桂3g，党参10g，黄芪10g，茯苓10g，炒白术10g，煨姜2片，老木香3g，橘皮3g，砂仁米2g，炙甘草6g，炒半夏5g，小红枣3枚，炮姜炭2.5g。

二诊：药后大便泄泻次数已减，汗出如前，痰减，手足稍见微动，肢体软弱无力，食欲略振，苔脉如上，再拟原方增易，以希接效不生他变为佳。

处方：附子（先下）6g，肉桂3g，党参10g，黄芪10g，茯苓10g，炒白术10g，煨姜2片，老木香3g，橘皮3g，砂仁米2g，炙甘草6g，炒半夏5g，小红枣3枚，怀山药10g，炒白芍10g。

（《刘弼臣临床经验辑要》）

【经验方及常用中成药】

一、常用中成药

1. 安宫牛黄丸　用于急惊风。

2. 羚羊角粉　用于急惊风。

3. 小儿回春丹　用于急惊风外感风热者。

4. 牛黄镇惊丸　用于急惊风暴受惊恐者。

二、经验方

1. 五味异功散合远志丸(《新中医》)

功能:健脾益气,补肾宁心,定志安神。

主治:惊风(惊恐惊风)。

组成:陈皮、柏子仁、远志、龙眼肉、党参等。

用法:水煎服,日 1 剂,温热服。

2. 参麦散、四逆散合镇肝熄风汤(《中国社区医师(医学专业)》)

功能:益气敛阴,调和肝脾,镇肝息风,滋阴潜阳。

主治:惊风(慢脾风)。

组成:人参 5g,麦冬 3g,五味子 1g,柴胡 3g,防风 3g,钩藤 5g,玄参 5g,天冬 4g,白芍 6g,龟板 5g,当归 3g,菖蒲 1g,郁金 3g,胆南星 3g,天竺黄 3g,黄连 3g,木香 3g,全蝎 1g,龙骨 6g,代赭石 6g,牛膝 6g,甘草 1g。

用法:水煎服,日 1 剂,日服 6 次,生脉饮代茶。结合针刺:百会、风池、内关。

【其他疗法】

一、针灸疗法

1. 体针　急惊风中外感惊风,取穴人中、合谷、手十二井(少商、商阳、中冲、关冲、少冲、少泽),或十宣。以上各穴均施行捻转泻法,强刺激。人中穴向上斜刺,用雀啄法。手十二井穴或十宣穴点刺放血。湿热惊风,取穴人中、中脘、丰隆、合谷、内关、神门、曲池。以上各穴均施以提插捻转泻法,留针 20~30 分钟,留针期间 3~5 分钟施术 1 次。

2. 耳针　取穴神门、脑(皮质下)、心、脑点、交感。强刺激,每隔 10 分钟捻转 1 次,留针 60 分钟。

二、推拿疗法

高热:推三关,透六腑,清天河水;昏迷:捻耳坠,掐委中;抽风:掐天庭,掐人中,拿曲池,拿肩井。急惊风欲作时,拿大敦穴,拿鞋带穴;惊厥身向前曲,掐委中穴;身向后仰,掐膝眼穴;牙关不利,神昏窍闭,掐合谷穴。

【经典原文】

《小儿药证直诀》:“凡急慢惊,阴阳异证,切宜辨而治之。急惊合凉泻,慢惊合温补。”

《仁斋小儿方论》:“风生于肝,痰生于脾,惊出于心,热出于肺,而心亦主热。惊风痰热,合为四证。四证已具,八候生焉。”

（林　燕）

癫　痫

【概述】

癫痫是以突然仆倒,昏不识人,口吐涎沫,两目上视,肢体抽搐,惊掣啼叫,喉中发出异声,片刻即醒,醒后如常人为特征,具有反复发作性特点的一种疾病。本病除癫痫病名外,在历代医学著作中又有称为“痫证”“痫病”“痫疾”“羊癫风”等。

西医学亦称本病为癫痫,认为是一种脑功能异常所导致的慢性疾病。根据发病原因的不同,又分为继发性或症状性癫痫和特发性癫痫两类。前者是指脑部有器质性病变,或由于代谢紊乱,或由中毒性疾病引起的癫痫;后者是指原因不明或与遗传因素密切相关的癫痫。

该病可发生于任何年龄,儿童癫痫的发病率约为成人的10倍。儿童半数以上在10岁以内起病,多见于4岁以上儿童。男女之比为(1.1~1.7)：1。

【主要病因病机】

1. 顽痰内伏　痰之所生,常因小儿脾常不足,内伤积滞,水聚为痰,痰阻经络,上逆窍道,阻滞脏腑气机升降之路,致使阴阳气不相顺接,清阳被蒙,因而作痫。

2. 暴受惊恐　先天之惊多指胎中受惊,若母惊于外,则胎感于内,生后若有所犯,则引发癫痫。后天之惊因小儿神气怯弱,元气未充,尤多痰邪内伏,若乍见异物,猝闻异声,或不慎跌仆,暴受惊恐,可致气机逆乱,痰随气逆,蒙蔽清窍,阻滞经络,则发为癫痫。

3. 惊风频发　外感风热邪毒,化热生风,风盛生痰,风火相煽,痰火交结,可发惊风。惊风频作,未得根除,风邪与伏痰相搏,进而扰乱神明,闭塞经络,亦可继发癫痫。

4. 外伤血瘀　因难产手术或颅脑外伤,血络受损,血溢络外,瘀血停积,脑窍不通,以致精明失主,昏乱不知人,筋脉失养,一时抽搐顿作,发为癫痫。

【辨证注意点】

1. 辨清癫痫与惊风　癫痫患儿脑电图可见癫痫波。

2. 辨病因　癫痫病因多由惊、风、痰、瘀所引发。

3. 辨虚实　癫痫实证责之于惊、风、痰、瘀等病理因素;虚证病史较长,病证以脾虚痰盛、脾肾两虚为主。

【辨证思路】

一、明确诊断

1. 主症

(1) 猝然仆倒,不省人事。

(2) 四肢抽搐,项背强直。

(3) 口吐涎沫,牙关紧闭。

(4) 目睛上视。

(5) 瞳仁散大,对光反射迟钝或消失。

2. 反复发作,可自行缓解。

3. 急性起病,经救治多可恢复,若日久频发,则可并发健忘、痴呆等证。

4. 病发前常有先兆症状,发病可有诱因。

5. 脑电图表现异常。

主症中有(1)、(2)、(5),并具备2、3两项条件者,结合先兆、诱因、脑电图等方面的特点,即可确定诊断。

二、鉴别诊断

疾病	鉴别
高热惊厥	多发生于外感热病中,高热初起,6个月至3岁小儿容易发生,随年龄增大,发病明显减少,多数只发作一次,惊厥停止后,精神如常,脑电图检查正常
晕厥	是指因急性广泛性脑供血不足而导致的短暂意识丧失状态,大多发生于立位时,有头晕、眼花、面色苍白、腹部不适等前驱症状,缓慢倒下,伴有面色苍白,血压降低,脉搏慢而弱,无呼吸暂停,极少见抽搐,脑电图主要为慢波,恢复后正常

续表

疾病	鉴别
屏气发作	又称呼吸暂停症,多有诱因,患儿性格多偏激、任性,可有家族史,哭喊后呼吸暂停(呼吸相),面色青紫或苍白,短暂意识丧失,可有角弓反张、强直抽搐或尿失禁,恢复呼吸后意识清醒,脑电图正常,多于6个月~2岁起病,后逐渐减少,大多5岁前停止发作,并不在睡眠中发生
抽动障碍	局部肌肉或肌群突然、快速、不自主的反复收缩,可伴有异常发声,多从反复眨眼开始,呈波浪式进展,逐渐发展至颈、肩、四肢及全身,不影响智力,无神经系统异常体征,可有脑电图异常,但多无特异性,无痫性放电波
习惯性阴部摩擦	是指小儿双腿用劲内收或相互摩擦,神情贯注,目不转睛,有时两上肢同时用劲,伴出汗,但本病发作时神志始终清晰,面红而无苍白、青紫,可随时被人为中断,脑电图正常

三、辨证要点

1. 辨病因

	诱因	症状
惊痫	常有受惊病史	多伴有惊叫、恐惧等精神症状
风痫	多由外感发热诱发	抽搐症状明显,或伴有发热
痰痫	素体脾常不足	以神志异常为主,常有失神,摔倒,手中持物坠落等
瘀血痫	常有明显的颅脑外伤史	头部疼痛位置较为固定,抽搐部位及动态较为固定

2. 辨虚实

	病程	临床表现	辨证
实证	较短	突然仆倒,口吐涎沫,两目上视,肢体抽搐,惊掣啼叫,醒后如常人	惊、风、痰、瘀
虚证	迁延或失治误治	伴面色少华,神疲乏力,纳差便溏	脾虚痰盛
		伴智力迟钝,腰膝酸软,四肢不温	脾肾两虚

四、辨证论治

突然仆倒，昏不识人，口吐涎沫，两目上视，肢体抽搐，惊掣啼叫，醒后如常人

实证

常有惊吓史
惊叫急啼，精神恐惧，面色时红时白，大便黏稠
舌淡红，舌苔白，脉弦滑，乍大乍小，指纹色青

惊痫

治法：镇惊安神

方药：镇惊丸

痰涎壅盛，喉间痰鸣，以神识异常为主，常有失神、摔倒、手中持物坠落等，智力逐渐低下，伴头痛、腹痛、呕吐、肢体疼痛，骤发骤止，日久不愈
舌苔白腻，脉弦滑

痰痫

治法：豁痰开窍

方药：涤痰汤

常由外感发热引起
抽搐症状明显，或伴有发热，口唇及面部色青
舌苔白，脉弦滑

风痫

治法：息风止痉

方药：定痫丸

常有明显的颅脑外伤史
抽搐部位及动态较为固定，伴头痛，大便干硬如羊矢
舌红或见瘀点，舌苔少，脉涩，指纹沉滞

瘀血痫

治法：化瘀通窍

方药：通窍活血汤

病程迁延或失治误治，癫痫反复发作

虚证

神疲乏力，面色无华，时作眩晕，食欲欠佳，大便稀薄
舌质淡，苔薄腻，脉细软

脾虚痰盛

治法：健脾化痰

方药：六君子汤

伴有眩晕，智力迟钝，腰膝酸软，少气懒言，四肢不温，睡眠不宁，大便稀溏
舌淡红，舌苔白，脉沉细无力

脾肾两虚

治法：补益脾肾

方药：河车八味丸

【病例思维程序示范】

患儿,男,8岁。因"反复抽搐3年"就诊。

患儿3年前无明显诱因,突然昏倒,不省人事,四肢抽动,约半分钟缓解。曾到某医院就诊,诊为"癫痫",给予安定、丙戊酸钠等药治疗,效果欠佳。现仍每3~6个月发病1次,每次发病持续1周左右,在发病期间,每日发作7~8次,发作时表现为四肢抖动,两目直视,约30秒钟缓解。纳呆食少,夜寐不安。脑电图示:"轻度不正常脑电图"。

查体:神清,精神欠振,面色萎黄,形体消瘦,舌淡红苔白,脉沉细。

辨证思维程序:

第一步:明确诊断。

患儿发病3年余,主症为突然昏仆、四肢抽动、两目上视呈反复发作,且脑电图异常,符合癫痫的诊断。

第二步:辨明证型。

根据患儿癫痫发作频繁,耗伤机体气阴,损伤脾胃,故见面色萎黄,形体消瘦,纳呆食少,舌质淡,脉沉细的表现。脾为生痰之源,痰浊阻络,滞而不去,故癫痫久而不愈。属脾虚痰盛证。

第三步:相关理化检查。

1. 做脑电图检查,以明确诊断。

2. 做头颅CT或MRI检查,以明确病因。

3. 必要时行单光子发射断层扫描(SPECT)和正电子发射断层扫描(PET),可检测脑血流量和代谢率,有利于病灶位置的确定。

第四步:治疗。

本例患儿诊断为癫痫(脾虚痰盛),治拟益气健脾、豁痰开窍,方用六君子汤加减。

处方:太子参10g,石菖蒲15g,茯苓10g,胆南星10g,羌活6g,清半夏10g,川芎6g,青果20g,天麻6g,橘红6g,琥珀0.5g(冲)。

(《河北中医》)

【经验方及常用中成药】

一、常用中成药

1. 琥珀抱龙丸　镇惊安神，用于惊痫。

2. 羊痫疯丸　清热化痰，镇惊安神，用于痰痫。

3. 镇痫片　镇心安神，豁痰通窍，用于痰痫。

4. 通心络胶囊　益气活血，通络止痛，用于瘀血痫。

二、经验方

1. 消痫汤(《现代医院》)

功能：益气健脾，开窍安神，涤痰息风。

主治：癫痫(脾虚痰盛)。

组成：党参6~9g，石菖蒲6~9g，远志6~9g，白术6~9g，钩藤6~12g，琥珀0.5~1g。

用法：每日1剂，水煎服，每天2次，服3周停1周。

2. 涤痰定痫汤(《当代医学》)

功能：顺气息风，祛痰开窍。

主治：癫痫(痰痫)。

组成：石菖蒲、半夏、钩藤、桔梗、僵蚕、地龙、浙贝、陈皮、白芍各10g，远志6g，天麻各6g，甘草5g。

用法：每日1剂，水煎服，每天2次。

3. 星香涤痰汤(《中医临床研究》)

功能：健脾化痰开窍。

主治：癫痫(痰痫)。

组成：制南星、木香、僵蚕各8g，白术、陈皮、茯苓各15g，瓜蒌、法半夏、天麻、钩藤各10g，磁石(先煎)20g，全蝎5g，甘草6g。

用法：每日1剂，水煎分服，每天2次，两周为1个疗程，治疗3个疗程。

4. 祛风化痫汤(《中医研究》)

功能：开窍定痫，豁痰息风。

主治：癫痫(风痫)。

组成：天麻、钩藤各9g，龙骨、牡蛎、川芎各6g，珍珠母、石菖蒲各5g，白胡椒、白附子、皂角各3g。

用法：每日1剂，水煎服，取药汁200ml，每天2次，服药1个月后，将原方制为散剂，每次 3~5g，每天 2 次。

【其他疗法】

一、吴茱萸敷贴

将生吴茱萸研细末，加冰片少许，取生面粉适量，用凡士林调为膏状。敷贴时，先将吴茱萸涂在穴位上，覆盖纱布块，外用胶布固定。风痫者以吴茱萸敷神阙穴，痰痫者敷脾俞穴，惊痫者敷肝俞穴，其他或混合发作型以贴神阙为主，另可任选肝俞、脾俞穴之一。并根据症状适当加穴，如痰多加膻中，夜晚多发者加涌泉，热重者加大椎。隔日 1 次，每次敷贴 12 小时。治疗 1 个月为 1 个疗程，连续治疗 12~16 个疗程。

二、针灸疗法

1. 实证取人中、合谷、十宣、涌泉，针刺，用泻法；虚证取大椎、神门、心俞、丰隆，内关。针刺，平补平泻法。均隔日 1 次。

2. 癫痫持续状态针刺取穴

（1）内关、人中、风府、大椎、后溪、申脉。

（2）长强、鸠尾、阳陵泉、筋缩。

（3）头维透率谷，百会透强间。

三、耳针

选脑点、神门、肝、胆、脾、胃、心、肾。两耳同时进行，隔日更换 1 次，5 次为 1 个疗程。

四、埋线疗法

常用穴：大椎、腰奇、鸠尾。

备用穴：翳风。

每次选用 2~3 穴，埋入医用羊肠线，每隔 20 日 1 次，常用穴和备用穴轮换使用。

五、中药药枕法

蚕沙 1 000g，菊花 100g，石菖蒲（打碎）100g，细辛（打碎）100g，川芎（打碎）100g。上药装入大小为 40cm × 40cm 枕头中，每晚睡于枕上，每半个月换药 1 次。

【经典原文】

《活幼心书》：“胎痫者，因未产前，腹内被惊……或为七情所汩，致伤胎气，儿生百日内有者是也。”

《东医宝鉴·内景篇·癫痫》:“痰在膈间则眩微不仆,痰溢膈上,则眩甚仆倒于地而不知人……仆倒不醒,皆由邪气逆上阳分而乱于头中也……痰邪逆上则头中气乱,气乱则脉道闭塞,孔窍不通,故耳不闻声,目不识人,而昏眩倒仆也。”

(张超群)

肾系病证

水　　肿

【概述】

水肿是以头面、眼睑、四肢，甚至全身浮肿以及小便短少为特征的病证。西医学多种疾病均可出现水肿，但在儿科临床常见于急性肾炎、肾病综合征。本节以此两个疾病为重点进行论述。

【主要病因病机】

水肿病的病因为外感风邪、湿热、疮毒，病机为肺、脾、肾三脏失调，通调、运化、开阖失司，水液代谢障碍。

1. 感受风邪　外感风邪，客于肺卫，肺气失肃，上不能宣发敷布水津，下不能通调水道，风水相搏，流溢肌肤而发为水肿。

2. 疮毒内侵　皮肤疮疖，邪毒内侵，湿热郁遏肌表，内犯肺脾肾，致使肺失通调，脾失健运，肾失开阖，水无所主，溢于肌肤，发为水肿。湿热下注，灼伤膀胱血络而产生尿血。

3. 正气不足　小儿素体虚弱，肺、脾、肾三脏功能不足是导致水肿病的内在因素。肺气不足易感外邪，通调水道功能失司；脾气不足，运化失司，水湿内生；脾病及肾或外邪传肾，肾气不足，水湿泛滥发为水肿。本病后期，邪势已去，正气受损，也成为恢复期的主要病因。

在水肿疾病发展过程中常出现水湿、湿热、外感、血瘀及气虚、阴虚等虚实夹杂证候。若病重或失治，可出现水凌心肺、邪陷心肝及水毒内闭等变证。

【辨证注意点】

1. 辨阳水、阴水。

2. 辨常证、变证及标证。

3. 辨证与辨病相结合。

【辨证思路】

一、辨证要点

1. 首先区别阳水、阴水

	阳水	阴水
起病、病程	起病快,病程短	起病较慢,病程较长
肿势	由眼睑、头面而下,皮肤光亮,按之凹陷,抬手而起	多以下半身浮肿为主,腰以下尤甚,按之凹陷,抬手难复
病因	多为外邪	多为内因

在一定条件下,阳水与阴水会发生转化。阳水如久治不愈,失治误治,导致脏腑虚弱,可转化为阴水;阴水若复感外邪,水肿剧增,兼有表证,又当急则治其标,先按阳水论治。

2. 阳水当分风水相搏、湿热内侵;阴水当分肺脾气虚、脾阳虚、肾阳虚、肝肾阴虚、气阴两虚。

二、辨证施治

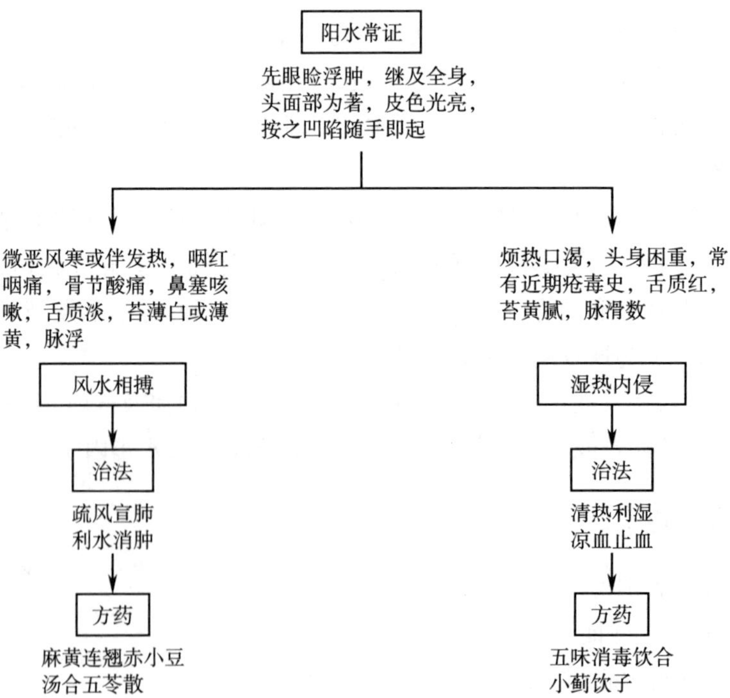

阳水变证

全身浮肿，尿少甚至尿闭

- 频咳气急，胸闷心悸，不能平卧，烦躁不宁，面色苍白，甚则唇、指青紫，舌质黯红，舌苔白腻，脉沉细无力
  - **水凌心肺**
  - **治法**：泻肺逐水，温阳扶正
  - **方药**：己椒苈黄丸合参附汤
- 头晕头痛，恶心呕吐，嗜睡甚或昏迷，舌质淡胖，苔垢腻，脉沉细数
  - **水毒内闭**
  - **治法**：通腑泄浊，解毒利尿
  - **方药**：温胆汤合附子泻心汤
- 头痛眩晕，烦躁不安，视物模糊，口苦，恶心呕吐，甚至抽搐，昏迷，尿短赤，舌质红，苔黄糙，脉弦数
  - **邪陷心肝**
  - **治法**：平肝潜阳，泻火泄热
  - **方药**：龙胆泻肝汤

阳水恢复期

浮肿消退，尿量增加，血尿及蛋白尿减轻

- 乏力头晕，手足心热，盗汗，或反复咽红，舌红苔少，脉细数
  - **阴虚邪恋**
  - **治法**：滋阴补肾，兼清余热
  - **方药**：知柏地黄丸合二至丸
- 身倦乏力，面色萎黄，纳少便溏，自汗，易于感冒，舌淡红，苔白，脉缓弱
  - **气虚邪恋**
  - **治法**：健脾化湿
  - **方药**：参苓白术散

阴水本证

病程日久，或反复发作，或长期、反复使用激素后，全身浮肿或重或轻或无

- 面色少华，体倦乏力，纳差，易感冒，大便溏，舌质白，舌质淡，脉缓弱 → **肺脾气虚** → 治法：益气健脾，宣肺利水 → 方药：防己黄芪汤合五苓散
- 脘腹闷胀，纳差便溏，舌淡苔白，脉沉缓 → **脾阳虚衰** → 治法：温阳健脾，行气利水 → 方药：实脾饮
- 面色㿠白，形寒肢冷，腰酸怕冷，舌淡胖苔白，脉沉细 → **肾阳衰微** → 治法：温肾助阳，化气行水 → 方药：真武汤
- 头痛头晕、心烦易怒、手足心热、口干咽燥、舌红少苔，脉沉细数 → **肝肾阴虚** → 治法：滋阴补肾，平肝潜阳 → 方药：知柏地黄丸
- 神疲乏力，汗出，易感冒，头晕耳鸣，口干咽燥或咽痛，手足心热，舌质稍红，舌苔少，脉细弱 → **气阴两虚** → 治法：益气养阴，化湿清热 → 方药：六味地黄丸加黄芪

阴水标证

可出现于水肿病程的各阶段

- 发热恶寒，无汗，头身痛，流清涕，咳痰稀白，舌淡，苔薄白，脉浮紧 → **外感风寒** → 治法：辛温宣肺祛风 → 方药：麻黄汤
- 发热，有汗，口渴，咽红，流浊涕或黄涕，舌红，脉浮数 → **外感风热** → 治法：辛凉宣肺祛风 → 方药：银翘散
- 皮肤脓疱疮、疖肿、疮疡、丹毒等，舌质红，苔黄腻脉滑数 → **上焦湿热** → 治法：清热解毒 → 方药：五味消毒饮
- 口苦口黏，脘闷纳差，舌红，苔黄腻，脉滑数 → **中焦湿热** → 治法：清热解毒，利湿化浊 → 方药：甘露消毒丹
- 小便频数不爽，量少，有灼热或刺痛感，色黄赤浑浊，小腹坠胀，或恶寒发热，舌质红，苔黄腻脉滑数 → **下焦湿热** → 治法：清热利湿 → 方药：八正散

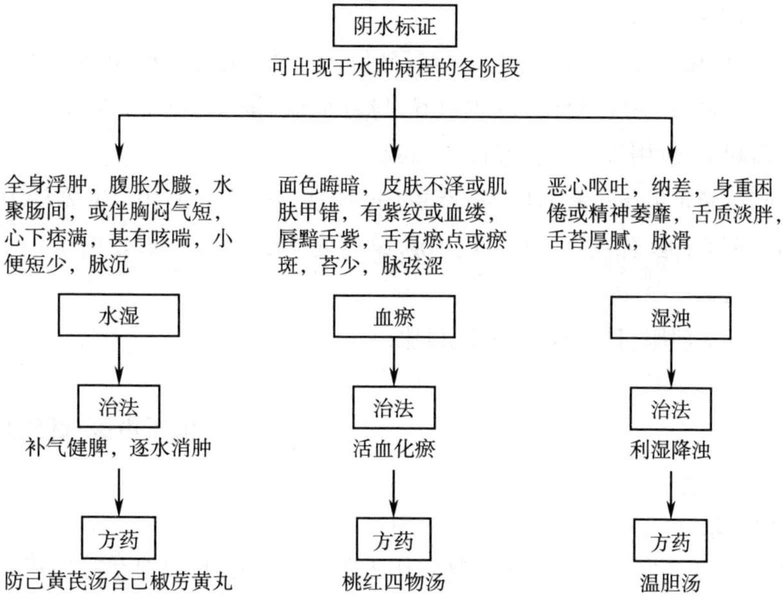

【病例思维程序示范】

病例 1

李某，男，7 岁，初诊：1980 年 10 月 5 日。

患儿顶风淋雨后，发热 1 周余，经治后一直有低热，37.5℃左右，就诊 1 周前全身水肿，按之不陷，身重困倦，畏寒肢冷，便干溲少，舌质白腻，脉浮而濡。尿检：蛋白（+++），红细胞（+++），白细胞少许。

辨证思维程序：

第一步：首先分清阳水、阴水。

患儿病程短，起病急，全身水肿，按之不陷，证属阳水。

第二步：分清虚实。

患儿病程短，起病急，水肿 1 周，身重困倦，畏寒肢冷，便干溲少，说明患儿感受外邪，肺失宣肃，属正虚邪实阶段。

第三步：相关理化检查。

1. 查血常规、胸片、抗链球菌溶血素 O 等，了解发热原因。

2. 查肾功能、24 小时蛋白定量、肾脏 B 超等，明确肾脏损伤程度。

3. 必要时做肾穿刺，明确肾脏病理分型。

第四步：治疗。

患儿顶风冒雨，感受风邪夹寒湿，致肺失宣肃，水道不利，湿阻阳气，而见低热、畏寒肢冷，水肿溲少，舌质白腻，脉浮而濡，证属风水相搏，治拟宣肺散寒，通阳利水，故用五苓散合五皮饮加减。

处方：紫苏叶 5g，紫苏梗 5g，麻黄 3g，桂枝 3g，茯苓皮 10g，生姜皮 10g，猪苓 10g，泽泻 10g，陈皮 3g，大腹皮 10g，桑白皮 10g，厚朴 10g，车前子（包）10g，焦白术 10g。

用法：水煎服，日一剂，分两次口服。

（《海派中医·董氏儿科》）

病例 2

任某，女，8 岁。患儿肾病反复发作 1 年余，经中西医结合治疗后稳定。就诊前 1 周因头生疔疮，嬉戏过劳，浮肿复发，眼睑为主，尿检：蛋白尿（+++），舌质红，苔薄黄，脉滑数。

辨证思维程序：

第一步：首先分清阳水、阴水。

患儿肾病反复发作 1 年余，病程长，应属阴水。但此次因头生疔疮而复发，起病急，眼睑水肿，急则治其标，当按阳水论治。

第二步：分清虚实。

患儿原有肾病 1 年余，正气虚弱为本，此次因疔疮湿毒诱发，应为本虚标实。

第三步：相关理化检查。

1. 查血常规、做脓液培养等，以了解感染情况。
2. 查肾功能、24 小时尿蛋白定量、肾脏 B 超等，以明确肾脏损伤程度。
3. 必要时行肾穿刺，以明确肾脏病理分型。

第四步：治疗。

患儿在阴水的基础上感受湿热邪毒，虚实夹杂，证属上焦湿热，治拟清热解毒，利水消肿。

处方：车前子 10g，茯苓 12g，白蒺藜 12g，菊花 10g，炒栀衣 5g，黄芩 6g，猪苓 10g，苏梗 6g，槟榔 6g，竹叶 5g。

用法:水煎服,日一剂,分两次口服。

(《赵心波儿科临床经验选编》)

【经验方及常用中成药】

一、常用中成药

1. 济生肾气丸　用于脾肾两虚证。

2. 六味地黄丸　用于肝肾阴虚证。

3. 肾炎舒片　用于脾肾阳虚证。

二、经验方

1. 肾病方(丁樱验方)(《中国中西医结合儿科学》)

功能:益气温阳补肾。

主治:肾病恢复期。

组成:黄芪 30g,太子参、菟丝子、桑寄生、生地黄、知母各 15g,酒苁蓉、当归、丹参、黄芩各 10g,连翘、甘草各 6g。

用法:水煎服,每日 1 剂,每天 2 次,温热服。

2. 小儿芪苓通络方(《河北中医药学报》)

功能:健脾补肾,泻浊解毒,化瘀通络。

主治:脾肾亏虚,浊毒内蕴,肾络瘀阻型小儿肾病综合征。

组成:黄芪 15g,云苓 10g,焦术 6g,土茯苓 10g,蝉蜕 5g,僵蚕 5g,地龙 5g,龟板 6g,乌梢蛇 5g,灯盏花 5g,翻白草 5g,金雀根 15g。

用法:水煎服,每日 1 剂,每天 2 次,温热服。

【其他疗法】

离子导入法

益气活血煎Ⅱ号

组成:黄芪 30g,当归 15g,红花 10g,桂枝 10g,雷公藤 20g。

主治:难治性肾病。

煎制法:按上药配伍比例煎煮,将头煎与二煎汤药混合,用蒸汽法浓缩,使每毫升含 1.2g 生药,药液置瓶中,4℃冰箱保存备用。

使用方法:按 1ml/kg 体重计量,取双侧“肾俞”穴,予益气活血煎剂以离子导入仪导入,每次 20 分钟,每天 1 次,7 天为个疗程,连续治疗 4 个疗程。

【经典原文】

《丹溪心法·水肿》:"阳病水兼阳证者,脉必沉数;阴病水兼阴证者,脉必沉迟……若遍身肿,烦渴,小便赤涩,大便闭,此属阳水,先以五皮散或四磨饮,添磨生枳壳,重则疏凿饮。若遍身肿,不烦渴,大便溏,小便少不涩赤,此属阴水,宜实脾饮或木香流气饮。"

《景岳全书·肿胀》:"凡水肿等证,乃脾肺肾三脏相干之病。盖水为至阴,故其本在肾;水化于气,故其标在肺;水惟畏土,故其制在脾。今肺虚则气不化精而化水,脾虚则土不制水而反克,肾虚则水无所主而妄行。"

(李　文)

尿　频

【概述】

尿频是以小便频数为特征的疾病。婴儿时期因脏腑之气不足,气化功能尚不完善,若小便次数稍多,无尿急及其他所苦,不为病态。尿频属于中医淋证的范畴,其中以热淋证为多。西医学所论之泌尿系感染、结石、肿瘤、白天尿频综合征等疾病均可出现尿频,但儿科以尿路感染和白天尿频综合征最为常见。

【主要病因病机】

1. 湿热下注　外感或内伤之湿热之邪客于肾与膀胱,湿阻热郁,气化不利,开阖失司,膀胱失约。

2. 脾肾气虚　肾气虚则下元不固,气化不利,开阖失司;脾气虚则中气下陷,运化失常,水失制约,均可使膀胱失约,排尿异常。

3. 阴虚内热　肾阴不足,虚热内生,虚火客于膀胱,膀胱失约。

【辨证注意点】

1. 关键在于辨虚实,根据病程长短,起病急缓,小便的情况来辨别。

2. 根据伴随症状，辨别脏腑。

【辨证思路】

一、明确诊断

本病常见有尿路感染和白天尿频综合征两种病症。

（一）尿路感染

1. 病史　有外阴不洁或坐地嬉戏等湿热外侵病史。

2. 症状　起病急，以小便频数，淋沥涩痛，或伴发热、腰痛等为特征。小婴儿的尿频往往尿急、尿痛等局部症状不突出而仅表现为高热等全身症状。

3. 尿常规　白细胞增多或见脓细胞，可见白细胞管型，肾盏乳头炎或膀胱炎时可见多少不等的红细胞。蛋白较少或无蛋白。

4. 中段尿培养　尿细菌培养阳性。但要排除污染，可参考定量培养。

（二）白天尿频综合征（神经性尿频）

1. 年龄　多发生在婴幼儿时期。

2. 症状　醒时尿频，次数较多，甚者数分钟1次，点滴淋沥，但入眠消失。反复发作无其他痛苦，精神、饮食均正常。

3. 实验室检查　尿常规、尿培养无阳性发现。

二、鉴别诊断

疾病	鉴别
尿路畸形	属先天性的发育畸形，绝大多数依靠X线检查，必要时配合超声检查、CT及泌尿系造影等影像学检查
泌尿系结石	好发于1~10岁儿童，90%为男性，多由尿道狭窄、感染、黏膜损伤、憩室及异物导致，B超及X线检查有助于明确诊断

三、辨证要点

辨虚实

	实	虚
起病	急	缓
病程	短	长
小便	频数短赤，尿道灼热疼痛	小便频数，淋沥不尽，但无尿热、尿痛之感

四、辨证论治

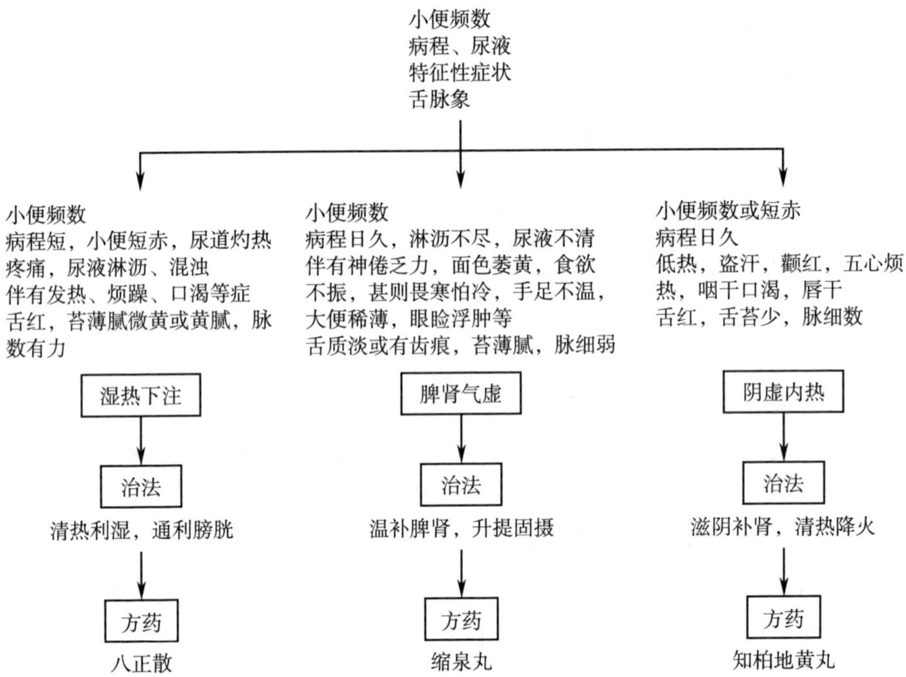

【病例思维程序示范】

患儿，男，8 岁。“尿频、尿急半年余”就诊。

患儿尿频、尿急半年余，约 10 多分钟即小便 1 次，量少，色清，不痛，连在学校上课时间亦要不停小溲，夜寐不安，睡中起床而走，惊恐哭闹，醒后全忘，寐则盗汗，但夜间熟睡后无尿频症状。多次尿检均正常，经投西药医治数月，尿频症状未改善而转中医治疗。舌淡苔薄，脉细。

辨证思维程序：

第一步：明确诊断。

患儿尿频、尿急半年余，符合尿频诊断。

第二步：辨明证型。

患儿尿频、尿急反复半年，寐则盗汗，日久不愈，当属虚证，病位在肾。肾气虚则下元不固，气化不利，开阖失司；夜寐不安，睡中起床而走，惊恐哭闹，醒后全忘，可知心阴不足，心失所养；舌苔薄，脉细亦提示脾肾气虚，气血不足。

故辨证为脾肾气虚偏肾气虚，兼心气不足。

第三步：相关理化检查。

1. 尿常规、中段尿细菌培养　排除是否有尿路感染。

2. B超（肾、输尿管、膀胱）　排除相关器质性疾病。

第四步：治疗。

本例患儿诊断为尿频（脾肾气虚，心气不足），治拟养心宁神，补益肾气，方用甘麦大枣汤加减。

处方：甘草9g，淮小麦30g，红枣30g，珍珠母30g，夜交藤30g，茯神9g，远志9g，灵磁石30g，五味子6g，菟丝子15g。

（《王玉润论医药》）

【经验方及常用中成药】

一、常用中成药

1. 济生肾气丸　用于脾肾气虚证。

2. 缩泉胶囊　用于脾肾气虚证。

3. 知柏地黄丸　用于阴虚内热证。

二、经验方

1. 自拟止频汤（《新疆中医药》）

功能：益气补肾，固摄下元，镇惊宁志，交通心肾。

主治：小儿尿频（脾肾气虚，下元不固，恐伤肝肾，心肾不交）。

组成：炙黄芪15~20g，炒山药6~12g，芡实20~30g，补骨脂10~12g，益智仁10~15g，菟丝子10~20g，桑螵蛸6~15g，金樱子10~15g，五味子6~10g，煅牡蛎18~25g，煅龙骨18~25g，炒酸枣仁15~20g，茯神10~15g，炙远志6~10g。

用法：水煎服，日1剂，分日2次温服。

2. 培元益气汤（《现代中医药》）

功能：培元益气理气。

主治：神经性尿频（肾虚气郁）。

组成：益智仁10g，山药10g，山萸肉6g，陈皮3g，川楝子6g，炒白术6g，柴胡5g，升麻5g，生甘草3g。

用法：水煎服，日1剂，分2次温服。

【经典原文】

《素问·脉要精微论》:“水泉不止者,是膀胱不藏也。”

《诸病源候论·诸淋候》:“小儿诸淋者,肾与膀胱热也……其状小便出少起数,小腹急痛引脐是也。”

《诸病源候论·小便数候》:“肾与膀胱为表里,俱主水,肾气下通于阴,此二经既受客热,则水行涩,故小便不快而起数也。”

(李　倩)

遗　尿

【概述】

遗尿又称尿床,是指5周岁以上的小儿,在睡眠状态下不自主排尿≥2次/周,持续6个月以上的一种病症。其病因复杂,可分为原发性遗尿和继发性遗尿,或单纯性遗尿和复杂性遗尿。原发性遗尿指出生后一直尿床者;继发性遗尿指5岁以内曾有一段时间不尿床,之后再发生遗尿者。单纯性遗尿指仅仅有夜间尿床;复杂性遗尿指除夜间尿床外,还伴有泌尿系统或神经系统疾病。

【主要病因病机】

1. 肾气不足　肾气不足,下焦虚寒,气化功能失调,闭藏失司不能约束水道。

2. 肺脾气虚　肺脾气虚,水道制约无权。

3. 心肾失交　心肾失交,水火不济,夜梦纷纭,梦中尿床,或欲醒而不能,小便自遗。

4. 肝经郁热　肝经郁热,疏泄失司而致遗尿。

【辨证注意点】

1. 辨其虚实寒热　根据病程长短,小便情况,伴随症状及舌脉辨别证候的虚实寒热。

2. 辨别脏腑　根据夜间遗尿,日间尿频而量多辨别。

【辨证思路】

一、明确诊断

1. 发病年龄在5周岁以上,寐中小便自出,醒后方觉。

2. 睡眠较深,不易唤醒,每夜或隔几天发生尿床,甚则每夜遗尿1~2次以上者。

3. 尿常规及尿培养无异常发现。

4. 部分病儿腰骶部X线检查显示隐性脊柱裂。

二、鉴别诊断

疾病	鉴别
热淋(尿路感染)	尿频、尿急、尿痛,白天清醒时小便也急迫难耐,不能控制,尿常规检查有白细胞或脓细胞
神经性尿频	其特点是白昼尿频、尿急,入睡后尿频消失。

三、辨证要点

辨虚实

	实	虚
病程	短	长
体质	尚壮实	弱
小便	尿量少、黄臊	尿频清长
舌象	舌质红,苔黄	舌质淡,苔薄滑,或舌有齿印,舌体胖嫩

四、辨证论治

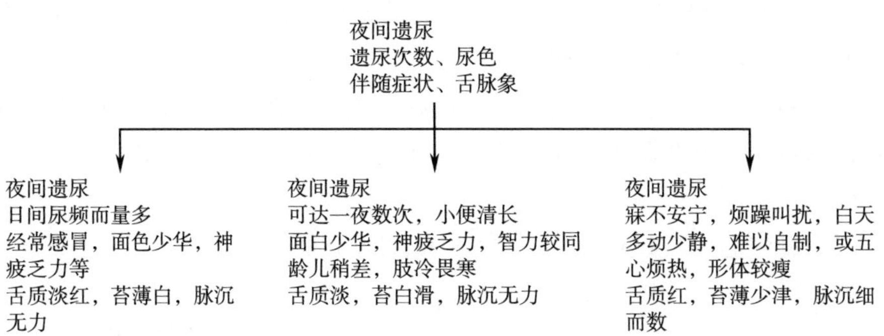

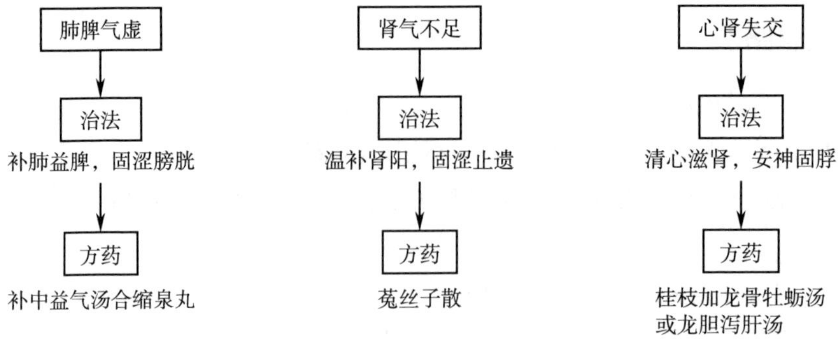

【病例思维程序示范】

患儿,女,5岁。因“夜间遗尿1年”就诊。患儿1年来夜间遗尿,量多,白天小便清长,纳呆食少,大便尚调,屡服中药未效,舌淡红,苔白,脉缓。

第一步:明确诊断。

患儿1年来夜间遗尿,主症为夜间遗尿,无尿急、尿痛,无发热,符合遗尿诊断。

第二步:辨明证型。

患儿遗尿日久量多,久治未愈,可知肾气失于温煦固摄,膀胱约束无权;白天小便清长,可知命火不足,气化不利;纳呆食少,大便尚调,提示脾运化失司,舌淡红,苔白,脉缓,属肾气不足,虚寒内盛,阳气不能上荣。

第三步:相关理化检查。

1. 尿常规及尿细菌培养　以排除尿路感染情况。

2. 腰骶部磁共振或X线检查　明确是否有隐性脊柱裂。

3. 泌尿系统B超　明确是否有膀胱容量小。

第四步:治疗。

本例患儿诊断为遗尿(肾气不足证),治拟温补肾阳,固涩止遗,方用菟丝子散合缩泉丸、补中益气丸加减。

处方:黄芪6g,党参6g,炒白术6g,茯苓6g,熟地10g,山萸肉5g,菟丝子10g,益智仁3g,补骨脂10g,桑螵蛸15g,生龙牡(先下)各10g,煨姜2片,小红枣3枚。

另:补中益气丸18g×2袋,早晚各3g,开水化服。

(《刘弼臣临床经验辑要》)

【经验方及常用中成药】

一、常用中成药

1. 五子衍宗丸　用于肾气不足证。

2. 补中益气丸　用于肺脾气虚证。

3. 缩泉丸　用于肺脾气虚证。

4. 醒脾养儿颗粒　用于肾气不足证。

二、经验方

1. 鸡内金粉(《中国中医药信息杂志》)

功能:健脾助运,统摄下焦气化。

主治:遗尿。

组成:生鸡内金,去杂质,沸水烫软2分钟,捞出,0.1%冷碱水洗净,再以清水反复漂净,低温(50℃)干燥后粉碎,可适量加红糖以矫其腥味。

用法:选取每日2次,每次5g,开水冲服。

2. 固泉止遗丸(《中国民间疗法》)

功能:健脾益气,固肾开窍。

主治:遗尿(肾气不固,脾气亏虚)。

组成:太子参15g,焦白术15g,石菖蒲12g,益智仁12g,小茴香10g,山药15g,熟地黄15g,远志10g,砂仁8g,山萸肉12g,甘草3g。

用法:共研细末,过200目筛后,泛制成水丸,如梧桐子大。每日2次,每次15~20丸,持续服用3个月。

3. 补肾止遗方(《中国实验方剂学杂志》)

功能:健脾益气,固肾开窍。

主治:遗尿(下元虚寒,肺脾气虚)。

组成:补骨脂、益智仁、桑螵蛸、鹿角霜、黄芪、炙麻黄、菟丝子、石菖蒲、煅牡蛎、鸡内金等10味药物组成。

用法:水煎服。小于7岁患儿,50~80ml/次;大于7岁患儿,80~100ml/次。2次/天,口服,4周为1个疗程。

【经典原文】

《灵枢·本输》:"三焦者……入络膀胱,约下焦。实则闭癃,虚则遗。遗溺则补之,闭癃则泻之。"

《诸病源候论·小儿杂病诸候·遗尿候》:"遗尿者,此由膀胱有冷,不能约于水故也……肾主水,肾气下通于阴,小便者,水液之余也,膀胱为津液之府,既冷气衰弱,不能约水,故遗尿也。"

(李　倩)

性　早　熟

【概述】

性早熟是指女孩 8 岁以前、男孩 9 岁以前,出现青春期特征即第二性征的一种内分泌疾病。性征与真实性别一致者为同性性早熟,不一致者为异性性早熟。性早熟分为中枢性(真性性早熟)和外周性(假性性早熟)性早熟两种。真性性早熟中无特殊原因可查明者,称为特发性中枢性性早熟(ICPP)。女孩以 ICPP 为多,占中枢性性早熟的 80%~90% 以上;而男孩则相反,80% 以上是器质性的。

【主要病因病机】

本病的发生多因疾病,或过食某些滋补品、含生长激素合成饲料喂养的禽畜类食物,或误服某些药物,使阴阳平衡失调,阴虚火旺、相火妄动,肝郁化火,导致"天癸"早至。

1. 阴虚火旺　小儿肾常虚,在致病因素作用下,易出现肾之阴阳失衡,常为肾阴不足,不能制阳,相火偏亢则天癸早至,第二性征提前出现。

2. 肝郁化火　小儿肝常有余,若因疾病或精神因素导致肝气郁结,郁而化火,肝火上炎,可导致"天癸"早至,出现性早熟。

【辨证注意点】

1. 抓住本病主要症状,明确诊断。

2. 辨脏腑虚实。

【辨证思路】

一、明确诊断

1. 女孩 8 岁以前,男孩 9 岁以前,出现第二性征。一般女孩先有乳房发育,继之阴道分泌物增多,阴毛随同外生殖器的发育而出现,最后月经来潮和腋毛出现。男孩表现为过早的阴茎和睾丸同时增大,以后可有阴茎勃起,出现阴毛、痤疮和声音低沉,甚至可有精子成熟并夜间泄精,体力较一般同龄儿强壮。

2. 性激素测定　促卵泡生成素(FSH)、促黄体激素(LH)、雌二醇(E_2),睾酮等。必要时需要做促性腺激素释放激素(GnRH)激发试验,以鉴别中枢性和外周性性早熟。

3. 骨龄　X线摄片:手腕骨正位片显示骨龄超过实际年龄,与性成熟一致。

4. 盆腔B超　子宫、卵巢的发育提前。

5. 头颅MRI　排除因中枢神经系统病变所致的中枢性性早熟。

二、鉴别诊断

	鉴别
中枢性性早熟与外周性性早熟	中枢性性早熟与外周性性早熟的区别关键在于是否下丘脑-垂体-性腺轴的启动,GnRH激发试验有助鉴别。一般临床上,中枢性性早熟性征出现程序与正常青春期发育顺序相符合,只是时间明显提前;外周性性早熟则只是出现某些单独的性征表现,并不符合正常青春期的男女性征出现顺序

三、辨证要点

辨脏腑虚实

	主症特点	舌脉
肾阴不足	潮热盗汗,五心烦热	舌红少苔,脉细数
肝郁化火	心烦易怒,胸闷叹息	舌红苔黄,脉弦数

四、辨证论治

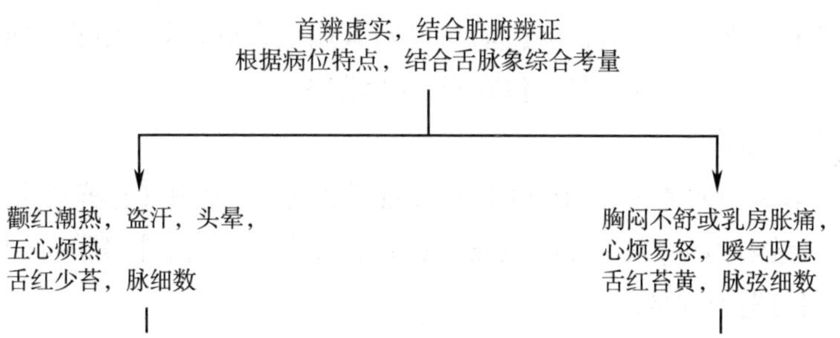

阴虚火旺
治法火旺
滋补肾阴，清泻相火
方药
知柏地黄丸
肝郁化火
治法
疏肝解郁，清心泻火
方药
丹栀逍遥散

【病例思维程序示范】

杨某,女,7 岁。初诊 1996 年 4 月 11 日,因“双侧乳房胀痛 1 周”来就诊。患儿 1 个月前因哮喘调理体质在本地一中医院服药。前医方中多使用温阳之品,如胎盘、鹿角片等,近一周家长发现患儿双侧乳房大,伴有疼痛,易怒急躁,口干面赤,手足心发热,口渴,盗汗,便干,外阴部无异常分泌物,舌质红绛,苔薄黄,脉细数。

辨证思维程序：

第一步:首先明确患儿是否为性早熟。

根据患儿年龄小于 8 周岁,出现了乳房增大,但没有其他第二性征出现,可初步诊断为乳房早发育。

第二步:判断中枢性还是外周性性早熟,明确病因。

1. 需要进行骨龄、性激素、B 超(乳腺、子宫、卵巢、肾上腺)、头颅 MRI 等检查,以寻找病因。

2. 必要时可行 GnRH 激发试验以明确是否为中枢性性早熟。

第三步:辨脏腑虚实。

根据患儿急躁易怒,乳房疼痛,可判断其病位在肝,属肝火旺;根据患儿手足心热,口渴盗汗,可判断其病位在肾,属肾阴虚。

第四步:治疗。

小儿本为纯阳之体,前医用了大量温阳药物,导致阳气亢盛化火,食气伤阴,治疗以滋阴为主,方用知柏地黄丸;另,肝经循行双乳,乳房胀痛,当以疏肝理气,方用丹栀逍遥散。

处方:知母 10g,黄柏 15g,生地 15g,山药 15g,泽泻 9g,山茱萸 15g,牡丹皮

6g,焦栀子 3g,白芍 15g,柴胡 9g,茯苓 15g,白术 10g,甘草 3g。

(《上海名老中医学术经验精粹·时毓民》)

【常用中成药及经验方】

一、常用中成药

1. 知柏地黄丸　用于阴虚火旺证。

2. 大补阴丸　用于阴虚火旺证。

3. 丹栀逍遥丸　用于肝郁化火证。

二、经验方

1. 早熟方(《广州中医药大学学报》)

功能:滋阴补肾疏肝。

主治:阴虚火旺兼肝郁化火型性早熟。

组成:风栗壳 10g,荔枝核 10g,芒果核 10g,炒龟板 12g,女贞子 10g,旱莲草 10g,生地黄 10g,牛膝 10g,泽泻 10g,知母 10g,黄柏 10g,佛手 10g,川楝子 10g,山药 10g,甘草 3g。

用法:水煎服,每日 1 剂,每天 2 次,温热服。

2. 九味楮实方(《湖南中医杂志》)

功能:滋阴降火、平调肝肾。

主治:阴虚火旺型性早熟。

组成:楮实子 10g,知母 10g,熟地黄 15g,柴胡 10g,白芍 10g,郁金 10g,砂仁 6g,荔枝核 10g,橘核 6g。

用法:水煎服,每日 1 剂,温热服。

3. 疏肝滋阴方(《中国全科医学》)

功能:疏通肝经、滋阴消乳。

主治:肝郁阴虚型乳房早发育。

组成:青皮 6g,郁金 6g,知母 6g,黄柏 6g,柴胡 6g,夏枯草 10g,丹皮 6g,山慈菇 10g,生甘草 3g。

用法:水煎服,每日 1 剂,温热服。

4. 疏肝泻火方(《河南中医》)

功能:疏肝泻火兼健脾化痰。

主治:肝郁气滞化火,痰火互结型性早熟。

组成:柴胡 10g,当归 12g,白芍 6g,茯苓 15g,白术 12g,薄荷 6g,墨旱莲 10g,女贞子 10g,夏枯草 10g,甲珠 6g,乌梅 3g,炙甘草 3g。

用法:水煎取汁服,100~150ml/ 次,早晚 2 次温服。

【其他疗法】

耳穴

取交感、内分泌、肾、肝、神门、脾。先将耳郭用 75% 乙醇消毒,以探棒找到阳性反应点,然后将带有王不留行籽的胶布贴于阳性反应点处,手指按压,使耳郭有发热胀感。每日按压 5 次,每次 5 分钟,每周换贴 1 次,两耳交替。3 个月为 1 个疗程,治疗时间为 6 个月 ~2 年。功能:滋阴降火,消肿散结。用于阴虚火旺证。

(李　文)

传染病

麻　　疹

【概述】

麻疹为感受麻疹时邪（麻疹病毒）引起的一种急性出疹性传染病，以发热，咳嗽，鼻塞流涕，泪水汪汪，口腔两颊近臼齿处可见麻疹黏膜斑，周身皮肤按顺序布发麻粒样大小的红色斑丘疹，疹退时皮肤有糠麸样脱屑和色素沉着斑等为特征。我国南方地区有称本病为痧、痧疹，北方地区称其为疹子。本病一年四季都有发生，但好发于冬春季节，且常可引起流行。6个月至5岁小儿均易发病。麻疹若能及时治疗，合理调护，疹点按期有序布发，则预后良好；但麻疹重症可产生逆险证候，甚至危及生命。本病患病后一般可获得终生免疫。

【主要病因病机】

1. 麻疹之顺证　麻疹时邪袭于肺卫，郁阻于脾，正邪相争，驱邪外泄，皮疹按顺序布发，达于全身。疹透之后，麻疹渐次收没，趋于康复。

2. 麻疹之逆证　正不胜邪，邪毒内陷，可产生逆证。如时邪内传，或他邪乘机袭肺，则成肺炎喘嗽；邪毒热盛，夹痰上攻咽喉，咽喉不利，则成急喉瘖症；邪毒炽盛，正气不支，内陷厥阴，蒙蔽心包，引动肝风，可成邪陷心肝变证。

【辨证注意点】

1. 首要辨别顺证、逆证。
2. 顺证再辨表里，逆证再辨别脏腑。
3. 辨虚证、实证。
4. 辨轻症、重症。

【辨证思路】

一、明确诊断

1. 易感儿，在流行季节，有麻疹接触史。

2. 典型麻疹临床表现分为3期。

（1）疹前期（初热期）：持续2~4天。表现为发热，咳嗽，喷嚏，鼻塞流涕，泪水汪汪，畏光羞明，口腔内两颊黏膜近臼齿处可见麻疹黏膜斑。

（2）出疹期（见形期）：持续3~5天。发热3~4天后出疹，初见于耳后、发际，依次向面、颈、躯干蔓延，约2~3天内遍布全身，最后达手足心、鼻准部。皮疹初为淡红色斑丘疹，直径2~5mm不等，随着皮疹增多，颜色加深，融合成不规则片状，但疹间皮肤色泽正常。

（3）疹回期（收没期）：出疹后3~4天高热开始下降，全身情况好转，皮疹按出疹顺序逐渐隐退，出现糠麸样脱屑并见淡褐色的色素沉着，在2~3周完全消失。

3. 血象检查　疹前期白细胞总数正常或减少。

4. 病原学检查　取鼻咽拭子涂片、鼻咽部吸取物等，可找到多核巨细胞、嗜酸性包涵体和麻疹病毒抗原。

5. 血清抗体　麻疹IgM抗体发病后3天即可检出，恢复期（病后2~4周）IgM抗体滴度如大于4倍增长，有诊断意义。

二、鉴别诊断

疾病	鉴别
感冒	麻疹初热期症状类似感冒症状，应注意鉴别，感冒一般无明显结膜充血症状，无麻疹黏膜斑，发热3至4天后无皮疹透发
药物疹（中药毒）	近期有服用或接触药物史，皮疹呈多样性，痒感明显，一般无高热，停药后皮疹可渐消退

三、辨证要点

1. 辨顺逆

	顺证	逆证
热象	初热期：发热自38℃左右渐升 出疹期：发热如潮，体温可达39~40℃	初热期或出疹期：壮热持续不降

续表

	顺证	逆证
出疹	出疹期：发热 3 天后开始出疹，疹点多在 3 天内透发完毕，无并发症 收没期：皮疹按先出先没，依次隐退，疹没热退，脉静身凉，精神转佳，皮肤可出现糠麸样脱屑和色素沉着斑	麻疹暴出，皮疹稠密，疹色紫黯或皮疹隐没，面色苍白，四肢厥冷等
精神	初热期：神烦能眠 出疹期：精神烦躁	初热期或出疹期：烦躁不安
有无合并脏腑	无	有

2. 辨脏腑

脏腑	症状
邪毒闭肺	伴见咳喘神烦，呼吸急促，痰声辘辘，鼻翼煽动，口唇发绀
邪毒攻喉	伴见咽红肿痛，呛咳气急，声音嘶哑，咳如犬吠
邪陷心肝	伴见神昏谵语，惊厥抽风，皮疹暴出，疹稠色黯
心阳虚衰	伴见面色青灰，四肢厥冷，脉微欲绝

3. 辨轻重

	轻症	重症
起病	急	慢
病程	短	长
热象	初热期：发热自 38℃左右渐升 出疹期：发热如潮，体温可达 39~40℃	壮热持续不降
出疹	按出疹顺序透发和渐退	麻疹暴出，皮疹稠密，疹色紫黯或皮疹隐没，面色苍白，四肢厥冷等
是否合并脏腑	无	有

四、辨证论治

顺证

发热、皮疹
精神
伴随情况
舌脉象

发热
咳嗽，微恶风寒，喷嚏流涕，咽喉肿痛，两目红赤，泪水汪汪，畏光羞明，神烦哭闹
发热第2～3天，口腔两颊黏膜红赤，麻疹黏膜斑，周围红晕
舌质偏红，舌苔薄白或薄黄，脉象浮数

→ **邪犯肺卫（初热期）** → **治法**：辛凉透表，清宣肺卫 → **方药**：宣毒发表汤

壮热持续，起伏如潮
烦躁不安，目赤眵多，咳嗽阵作
皮疹布发，疹点由细小、稀少而逐渐稠密，疹色先红后黯，皮疹凸起，触之碍手，压之退色
大便干结，小便短少
舌质红赤，舌苔黄腻，脉数有力

→ **邪入肺胃（出疹期）** → **治法**：清凉解毒，透疹达邪 → **方药**：清解透表汤

发热渐退
麻疹出齐
精神疲倦，夜睡安静，咳嗽减轻，胃纳增加
皮疹依次渐回，皮肤可见糠麸样脱屑，并有色素沉着
舌红少津，舌苔薄净，脉细无力或细数

→ **阴津耗伤（收没期）** → **治法**：养阴益气，清解余邪 → **方药**：沙参麦冬汤

逆证

发热、皮疹
精神
特征性症状
舌脉象

高热不退
皮疹稠密，疹点紫黯
烦躁不安，咳嗽气促，鼻翼煽动，喉间痰鸣
唇周发绀，口干欲饮，大便秘结，小便短赤
舌质红赤，舌苔黄腻，脉数有力

烦躁不安
咽喉肿痛，或溃烂疼痛，吞咽不利，饮水呛咳，声音嘶哑，喉间痰鸣
咳声重浊，声如犬吠，甚则吸气困难，胸高胁陷，面唇紫绀
舌质红赤，舌苔黄腻，脉象滑数

高热不退
皮疹稠密，聚集成片，色泽紫黯
烦躁谵妄，甚至神识昏迷、四肢抽搐
舌质红绛，苔黄起刺，脉数有力

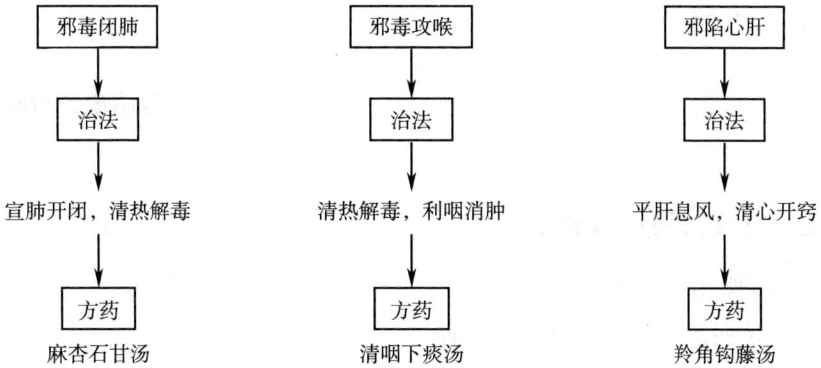

【病例思维程序示范】

患儿,女,7岁。“发热4天”就诊。

4天前出现发热,体温39.5℃以上,高热不降,咳嗽,流涕,眼泪汪汪,咽喉疼痛,口干烦躁,大便溏泄,小便黄浑。查体:T39.3℃。两眼结膜充血,咽部充血,近臼齿处可见麻疹黏膜斑,舌质红,苔白,脉浮数。

辨证思维程序:

第一步:明确诊断。

患儿发热4天,主症为高热,泪水汪汪,近臼齿处可见麻疹黏膜斑,咳嗽,流涕为麻疹征象,符合麻疹诊断。

第二步:辨明证型。

根据患儿发热、咳嗽、流涕可知邪郁肌表,肺气失宣;两眼结膜充血,泪水汪汪,麻疹黏膜斑属疹之将发,肺为邪热所郁,热毒初盛,上熏苗窍;舌质红,苔白,脉浮数,可知麻毒在表,在卫之象,属麻疹初期。

第三步:相关理化检查。

1. 血常规　了解感染情况。

2. 病原学检查　明确感染源。

3. 麻疹抗体检测　明确是否为麻疹病毒感染。

第四步:治疗。

本例患儿诊断为麻疹(邪犯肺卫证),治拟辛凉透表,清宣肺卫,方用宣毒发表汤加减。

处方:葛根5g,连翘6g,防风5g,荆芥6g,牛蒡子10g,薄荷3g,桔梗3g,赤芍 5g,木通 5g,蝉衣 3g。

(《刘弼臣临床经验辑要》)

【经验方及常用中成药】

一、常用中成药

1. 抗病毒口服液　用于初热期。

2. 双黄连口服液　用于见形期。

3. 咽扁颗粒　用于邪毒攻喉者。

4. 小儿清热止咳口服液　用于邪毒闭肺者。

二、经验方

1. 柽柳、荆芥穗、樱桃叶汤(《上海中医药杂志》)

功能:清凉解毒,透疹达邪。

主治:麻疹初期发热,皮疹透发不畅者。

组成:柽柳 30g,荆芥穗 15g,樱桃叶汤 15g(或用樱桃树根、皮,剂量同)。

用法:煎汤熏蒸。

2. 清热解毒透疹方(《武警医学》)

功能:清凉解毒,透疹达邪。

主治:麻疹初热期或见形期,皮疹透发不畅者。

组成:金银花 5~30g,黄芩 5~20g,栀子 5~30g,大青叶 5~20g,桑叶 5~15g,淡竹叶 5~10g,紫草 10~30g,芦根 10~30g,牛蒡子 5~15g。

用法:水煎服,日 1 剂,温服。

3. 清热透疹汤(《山东中医杂志》)

功能:疏风宣肺、清热解毒透疹。

主治:小儿麻疹肺炎。

组成:金银花 9g,连翘 9g,杏仁 6g,荆芥 6g,防风 6g,蝉蜕 6g,葛根 3g,牛蒡子 6g,升麻 6g,延胡索 6g,芦根 6g,甘草 6g。

用法:水煎服,日 1 剂,少量多次频服,不易口服者可予鼻饲。

【经典原文】

《小儿药证直诀·疮疹候》:“面燥腮赤,目胞亦赤,呵欠顿闷,乍凉乍热,咳嗽喷嚏，手足稍冷。”

《幼科全书·原疹赋》：“且如出之太迟，发表为贵；出之太甚，解毒其宜。毋伐天和，常视岁气。寒风凛凛，毒气郁而不行；火日炎炎，邪气乘而作厉。或施温补，勿助其邪；若用寒凉，休犯其胃。”

（李　倩）

风　疹

【概述】

风疹是感受风疹时邪（风疹病毒），以轻度发热，咳嗽，全身皮肤出现细沙样玫瑰色斑丘疹，耳后及枕部臖核（淋巴结）肿大为特征的一种急性出疹性传染病。本病一年四季均可发生，但冬春季节好发，且可造成流行。本病以 1~5 岁小儿多见，患病后可获得持久性免疫。

风疹疾病多轻，临床较少有并发症的发生，疾病恢复较快，故被称之为“皮肤小疾”。但是，孕妇在妊娠早期若患本病，常可影响胚胎的正常发育，引起流产，或导致先天性心脏病、白内障、脑发育障碍等疾病，因此，须特别重视防止孕期感染。本病属于中医学“瘾疹”“风痧”之类。

【主要病因病机】

风疹的病因是感受风疹时邪，其主要病变在肺卫。

1. 邪犯肺卫　风疹时邪自口鼻而入，犯于肺卫，与气血相搏，正邪相争，外泄于肌肤。

2. 邪入气营　感受邪毒较重，邪热由表入里，传入气营，燔灼肺胃，邪毒炽热，内犯气营。

多数病情不重，一般不会导致邪陷心肝或内闭外脱等严重变证。

【辨证注意点】

1. 首先询问有无风疹接触史。

2. 辨证以温病卫气营血为纲。

3. 辨轻重。

【辨证思路】

一、明确诊断

1. 获得性风疹

(1) 本病流行期间,患儿有风疹接触史,潜伏期 10~21 天。

(2) 前驱期:1~2 天,有低至中度发热,流涕、微咳,咽痛,或有轻度呕吐、腹泻。耳后及枕部淋巴结肿大,轻度压痛。

(3) 出疹期:发热 1~2 天出疹,皮疹呈多形性,多为散在淡红色斑丘疹,也可见皮肤发红或针尖状猩红热样皮疹。首见于面部,24 小时内布发全身,通常为面部皮疹消退而下肢皮疹方现。一般出疹 3 天,疹退后,无脱屑及色素沉着。少有并发症,偶可并发肺炎、脑炎和血小板减少性紫癜等。

2. 先天性风疹综合征　宫内感染风疹病毒者,出生后可发生。

(1) 一过性新生儿期表现,如肝脾肿大、紫癜、血小板减少、淋巴结肿大、脑膜脑炎等。

(2) 永久性器官畸形和组织损伤,如生长发育迟缓、先天性心脏病、白内障、小眼睛、视网膜病、耳聋等。

(3) 慢性或自身免疫引起的晚发疾病,如糖尿病、性早熟、间质性肺炎、慢性进行性脑炎、甲状腺炎等,这些迟发症状出现时间不一,可在出生后 2 个月到 20 年内发生。

3. 一般理化检查　外周血白细胞总数正常或偏低,淋巴细胞相对增多,可见异型淋巴细胞。

4. 病原学检查

(1) 病毒分离:取出疹前 5 天至出疹后 3 天鼻咽分泌物分离病毒,阳性率较高。取羊水或胎盘绒毛分离病毒是诊断胎儿风疹病毒感染最可靠的方法之一。

(2) 特异性抗体检测:特异性 IgM 是近期感染指标。双份血清(间隔 1~2 周采血)特异性 IgG≥4 倍升高有诊断意义。

二、鉴别诊断

本病应与麻疹、奶麻、猩红热相鉴别(见猩红热章节)。

三、辨证要点

辨轻重

	轻症	重症
出疹时间	出痧早(一二日即发)	出痧迟(三五日)
出疹形状	痧点细小如沙,颜色鲜红	痧点隐隐成片,颗粒不清,肌表色红
伴随症状	发热恶风,喷嚏流涕,轻微咳嗽	壮热口渴,烦躁哭闹,小便短黄,大便秘结

四、辨证论治

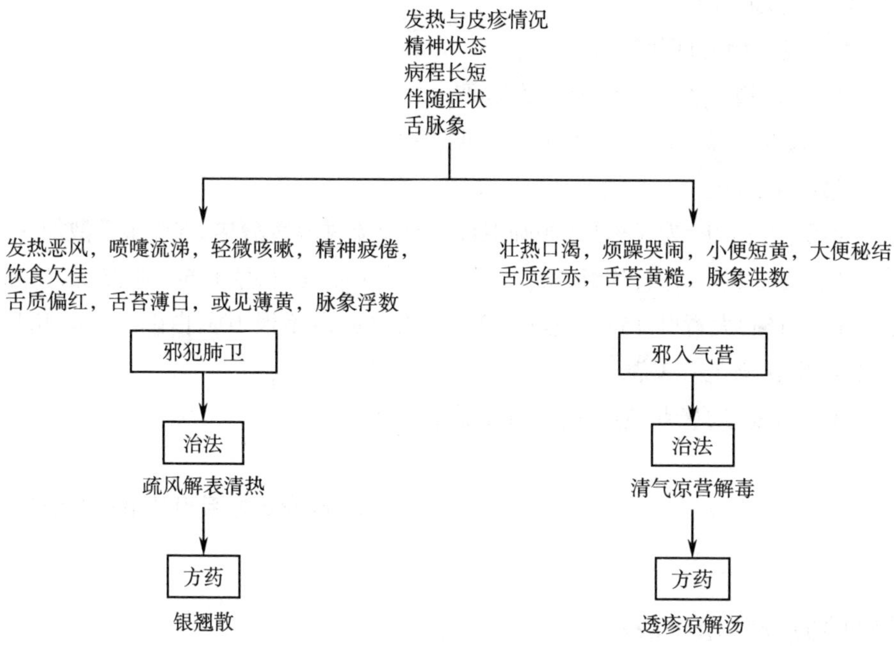

【病例思维程序示范】

患儿,女,8 岁。

因“发热 1 天,伴皮疹半天”就诊。患儿诊前 1 日无明显诱因下出现发热,呈不规则热,体温在 37.5~38.2℃之间波动,刻下体温 38℃(耳温),颜面及躯干可见散在的红色斑丘疹,四肢少,肌肤轻度瘙痒,伴流涕,咽痛,咳嗽,食欲不振,便干溲赤。查体见眼结膜充血,咽红充血,扁桃体Ⅰ°肿大,双侧耳后淋巴结肿大约 1.5cm × 1.5cm 大小,轻压痛,舌质偏红,苔薄白,脉浮数。周围同学有类似发病者。

辨证思维程序：

第一步：明确诊断。

询问流行病学史，根据患儿初期症状，出疹与发热的关系，皮疹特点，耳后淋巴结肿大并有触痛等特点，可初步诊断为风疹。

第二步：辨明证型。

患儿发热1天，流涕，咽痛，咳嗽，属风热之邪侵犯肺卫；皮肤发疹，疹点散在稀疏，有瘙痒感，说明风邪在表，病邪轻浅；结合舌质偏红，苔薄白，脉浮数，可辨证为邪犯肺卫。

第三步：相关理化检查。

1. 血常规　了解感染情况及程度。

2. 病毒分离、特异性抗体检测　明确病原体。

第四步：治疗。

本例患儿诊断为风疹（邪犯肺卫证），治拟疏风解表清热，方用银翘散加减。

处方：金银花10g，连翘10g，薄荷（后下）10g，炒牛蒡子6g，蝉衣3g，生石膏（先煎）15g，大青叶15g，板蓝根12g，生地10g，白茅根10g，白鲜皮10g，川贝母10g，生甘草3g。3剂。

3日后复诊，患儿热退疹消，伴随症状缓解。

（《难病奇方系列丛书：银翘散》）

【经验方及常用中成药】

一、常用中成药

1. 板蓝根冲剂　用于邪犯肺卫证。

2. 小儿解表口服液　用于邪犯肺卫证。

3. 小儿羚羊散　用于邪入气营证。

4. 清开灵口服液　用于邪入气营证。

二、经验方

1. 清热解毒汤（《湖南中医杂志》）

功能：清热解毒。

主治：风疹（邪犯肺卫证）。

组成：金银花 15g，连翘 10g，菊花 10g，板蓝根 10g，丹皮 10g，黄芩 10g，柴胡 10g，甘草 6g。

用法：水煎取汁，日 1 剂，分 2 次服用。

2. 清热透痧汤（《四川中医》）

功效：透表解毒。

主治：风疹（邪犯肺卫证）。

组成：金银花 10g，连翘 10g，紫花地丁 10g，牛蒡子 10g，绿豆衣 10g，薄荷 5g，丹皮 6g，板蓝根 15g。

3. 透疹解毒汤（《江苏中医》）

功效：清气凉营，透疹解毒。

主治：风疹（气营两燔证）。

组成：金银花 12g，连翘 6g，杏仁 10g，知母 5g，生石膏 20g，生地 10g，丹皮 5g，玄参 10g，板蓝根 10g，淡竹叶 5g。

【经典原文】

《幼科直言·痧证》："一种奶痧风疹，此类感风热而出，乃皮肤小疾，服疏风清热之药即愈，不在此痧症中论也。"

《痧麻明辨·痧附候》："风痧……皆缘感受风热而发，药宜清凉解表，更当审天时寒暑而施之，自无误矣。"

（林　燕）

奶　麻

【概述】

奶麻是因感受幼儿急疹时邪（人疱疹病毒 6、7 型），急起发热，3~4 天后体温骤降，同时全身出现玫瑰红色小丘疹为特征的一种急性出疹性传染病。由于其皮疹形似麻疹，且病发于婴幼儿，故中医学称为"奶麻"，相当于西医学的幼儿急疹。

奶麻一年四季均可发生，以冬春季节发病者居多。本病主要发生于婴幼儿，尤多见于1岁以下婴儿，6个月以内婴儿亦可发病。病后可以获得持久免疫力，很少有第二次发病。

【主要病因病机】

1. 邪郁肌表　幼儿急疹时邪属于风热时邪范畴，由口鼻而入，侵袭肺卫，肺气失宣而见肺卫表证。

2. 毒透肌肤　邪由肺卫入里化热，热蕴肺胃，郁于肌表，邪正相搏，疹毒由肌表外泄，故疹出热退。

【辨证注意点】

1. 与年龄相关，婴幼儿为主。

2. 本病辨证以卫气营血为纲，但因其时邪毒轻，病位以卫气为主，一般不深入营血。

3. 辨轻重。

【辨证思路】

一、明确诊断

1. 多发生于2岁以下的婴幼儿。

2. 起病急骤，常突然高热，持续3~4天后热退，但全身症状轻微。

3. 身热始退，或热退稍后，即出现玫瑰红色皮疹。

4. 皮疹以躯干、腰部、臀部为主，面部及肘、膝关节等处较少。皮疹出现1~2天后即消退，疹退后无脱屑及色素沉着。

5. 实验室检查　周围血象呈白细胞总数偏低，分类以淋巴细胞为主。

二、鉴别诊断

本病应与麻疹、风疹、猩红热相鉴别（见猩红热章节）。

三、辨证要点

辨轻重

	轻症	重症
出疹情况	疹出稀疏	疹出稠密，疹色较黯
伴随症状	神情正常或稍有烦躁	烦躁不宁，神昏抽搐

四、辨证论治

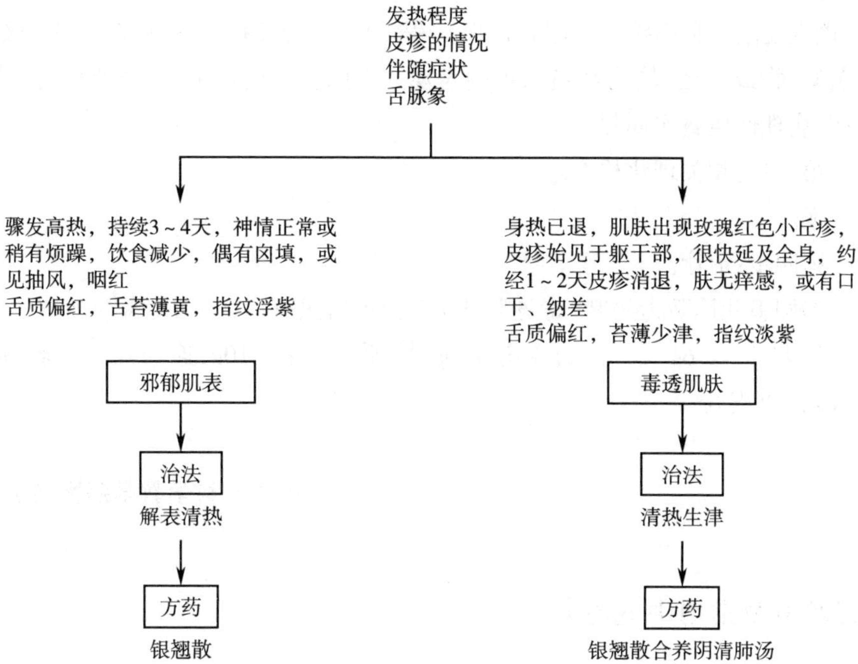

【病例思维程序示范】

患儿，女，8个月。因“高热3天，伴出疹4小时”就诊。患儿于就诊前3天不明诱因出现发热，呈持续性发热，体温在39.5℃（肛温）左右，咳嗽流涕，于外院就诊查血常规示：WBC 4.8×10^9/L，N 30%，L 67%，M 3%，诊断为“急性上呼吸道感染”，予“青霉素”静脉滴注及口服药物治疗（具体药物不详），但身热反复。今晨患儿低热，且出现全身红色皮疹，咳嗽少痰，精神饮食如常。

查体：体温37.5℃，全身玫瑰色丘疹，以躯干、腰、臀部为多，手足心无疹，两颊黏膜正常，咽部稍充血，双扁桃体无肿大，耳后、颈部淋巴结轻度肿大。舌质红，苔黄腻，指纹色紫。

辨证思维程序：

第一步：明确诊断。

患儿发病年龄不满1周岁，高热3天后热退疹出，疹点为红色皮疹，在24小时内出齐，血常规提示淋巴细胞升高为主，符合奶麻的诊断。

第二步:辨明证型。

根据患儿高热3天,咳嗽,流涕,全身红色皮疹等症,可知邪热与营血相搏,透发皮肤而见出疹。因正气充沛,病程较短,故患儿精神饮食如常。舌质红,苔黄腻,指纹色紫,均为邪热入里的表现。本例患儿病在肺脾,属奶麻毒透肌肤证,病理性质属实属热。

第三步:相关理化检查。

无。

第四步:治疗。

本例患儿诊断为奶麻(毒透肌肤证),治拟清热解毒,方用化斑汤加减。

处方:玄参6g,赤芍6g,牛蒡子6g,桔梗6g,银花10g,连翘6g,石膏10g,知母6g,丹皮6g。

(《中医儿科学教学病案精选》)

【经验方及常用中成药】

一、常用中成药

1. 小儿热速清口服液　用于邪郁肌表证。

2. 小儿金丹片　用于邪郁肌表证及兼见抽风者。

3. 银黄口服液　用于邪郁肌表证及兼见咽喉红肿疼痛者。

二、经验方

1. 水牛角地黄汤(《中国中医药报》)

功能:凉血解毒。

主治:奶麻(毒透肌肤证)。

组成:水牛角、生地黄、牡丹皮、赤芍、紫草、玄参、黄芩、大贝母、白茅根、白芍各10g,生甘草5g。

用法:水煎服,每日1剂,温热服。

2. 银翘火郁汤(《时珍国医国药》)

功能:辛凉解毒,宣发透疹。

主治:奶麻(邪郁肌表证)。

组成:银花6g,连翘6g,淡豆豉6g,赤芍6g,白芍6g,柴胡3g,升麻3g,葛根3g,牛蒡子3g,薄荷(后下)3g,生甘草3g。

用法:水煎取药液60~100ml,分2~3次服用,每日1剂。

【其他疗法】

一、三字经流派推拿疗法

1. 发热期

治则:疏风清热。

方法:退六腑10分钟,平肝清肺5分钟,清胃5分钟。

操作:退六腑:用指面自肘部向腕部推患儿手臂尺侧;平肝清肺:左手持患儿左手拇中、小指,露出食指、无名指,右手指面自患儿指根向指尖单向推;清胃:拇指面推患儿左手第一指骨位置赤白肉际。每日1次。

2. 出疹期

治则:养阴清热。

方法:清天河水10分钟,揉二马5分钟。

操作:清天河水:用食、中二指从腕部至肘部推患儿左手臂内侧;揉二马:用拇指揉患儿左手掌背面第四、五掌骨小头后凹陷处。每日1次。

二、浴足治疗

清热解毒汤

组成:金银花15g,连翘10g,生麻黄10g,淡豆豉12g,牛蒡子6g,薄荷10g,桔梗10g,荆芥10g,板蓝根10g,芦根12g,甘草6g,黄芩10g,生石膏20g,丹皮9g,菊花15g,玄参15g。每日1剂,每晚水煎取汁,水温高时,先熏蒸双足,待至患儿能耐受温度,浸泡双脚至足踝,浸泡约5分钟。

【经典原文】

《万氏家传痘疹心法·疹毒症治歌括》:"凡小儿……遍身红点,俗呼奶麻子是也。"

《麻痘定论·分别各麻各样调治论》:"不在正麻之列,不由胎毒而出,是感风热湿热而出,乃皮肤小病……总无关利害。"

(林　燕)

猩红热（丹痧）

【概述】

猩红热是感受猩红热时邪（A族乙型溶血性链球菌）引起的急性传染病，临床以发热，咽喉肿痛或伴腐烂，全身布发猩红色皮疹，疹后脱屑、脱皮为特征。本病属于中医学温病范围，因具有强烈的传染性，故称为“疫痧”“疫疹”，又因其见症咽喉肿痛腐烂，皮肤色赤猩红，皮疹细小如沙，故又称“烂喉痧”“烂喉丹痧”。本病一般预后良好，但也有少数病例可并发心悸、水肿、痹证等疾病。

【主要病因病机】

1. 邪侵肺卫　时邪首先犯肺，邪郁肌表，正邪相争，而见恶寒发热等肺卫表证；继而邪热入里，蕴于肺胃，上熏咽喉，咽喉肿痛，皮肤潮红，痧疹隐现。

2. 毒炽气营　邪毒炽盛，燔于气营，或内迫营血，则痧疹密布，融合成片，并见壮热、烦躁、口渴，咽喉肿痛、糜烂；邪毒内灼，心火上炎，舌为心之苗，加之热耗阴津则舌光无苔、舌生红刺，状如草莓。

3. 疹后阴伤　病至后期，痧毒外透，阴津耗损，肺胃阴伤。

【辨证注意点】

1. 本病以卫气营血辨证为主。

2. 辨邪正消长　根据病程、皮疹情况、全身症状，来辨邪正消长以分期。前驱期属邪侵肺卫证，出疹期属毒炽气营证，恢复期属疹后阴伤证。

3. 辨有无变证　邪毒炽盛者，伤于心络，耗损气阴，可致心痹；余邪热毒流窜经络、筋肉，关节不利，可致痹证；余邪内归，损伤肺、脾、肾，导致三焦水液输化通调失职，可致水肿、小便不利等病证，应参照有关病证辨证施治。

【辨证思路】

一、明确诊断

1. 有与猩红热患者接触史。

2. 临床表现　典型病例的临床表现可分为3期。

（1）前驱期：一般不超过24小时。起病急骤，高热，畏寒，咽痛，吞咽时加剧，伴头痛，呕吐，厌食，烦躁不安等症。咽及扁桃体有脓性分泌物。软腭充血，有细小红疹或出血点，称为黏膜内疹，每先于皮疹出现。舌苔白，舌尖和边缘红肿，突出的舌乳头也呈白色，称为白草莓舌。

（2）出疹期：多在发热第2天出疹，皮疹最早见于颈部、腋下和腹股沟处，于24小时内很快由上而下遍及全身。为红色细小丘疹，呈鸡皮样，抚摸时似砂纸感。皮疹密集，疹间皮肤一片红晕，偶仍可见正常皮肤，用手指按压皮疹，皮疹色退，暂呈苍白，10余秒后又恢复原状，称"贫血性皮肤划痕"。起病4~5天时，白苔脱落，舌面光滑鲜红，舌乳头红肿突起，称红草莓舌。颈前淋巴结肿大、压痛。面部潮红，不见皮疹，口唇周围苍白，形成环口苍白圈。皮肤皱褶处如腋窝、肘窝、腹股沟等处，皮疹更密，可夹有出血点，形成明显的横纹线，称为帕氏线。在皮疹旺盛期，于腹部、手足皮肤上可见到粟状小疱疹。出疹期间继续发热，待皮疹遍及全身后，体温逐渐下降。

（3）恢复期：皮疹按出疹顺序消退，体温正常，一般情况好转。皮疹消退后1周，开始脱皮，先从脸部糠屑样脱皮，渐及躯干，最后四肢，可见大片状脱皮。脱皮后无色素沉着。

3. 实验室检查　周围血象白细胞总数及中性粒细胞增高。咽拭子细菌培养可分离出A族乙型溶血性链球菌，抗链球菌溶血素O阳性。

二、鉴别诊断

病名	麻疹	奶麻	风疹	猩红热
潜伏期	6~21天	7~17天	5~25天	1~7天
初期症状	发热，咳嗽，流涕，泪水汪汪	突然高热，一般情况好	发热，咳嗽，流涕，枕部淋巴结肿大	发热，咽喉红肿化脓疼痛
出疹与发热的关系	发热3~4天出疹，出疹时发热更高	发热3~4天出疹，热退疹出	发热1/2~1天出疹	发热数小时~1天出疹，出疹时热高
特殊体征	麻疹黏膜斑	无	无	环口苍白圈，草莓舌，帕氏线
皮疹特点	玫瑰色斑丘疹自耳后发际→额面、颈部→躯干→四肢，3天左右出齐。疹退后遗留棕色色素斑、糠麸样脱屑	玫瑰色斑疹或斑丘疹，较麻疹细小，发疹无一定顺序，疹出后1~2天消退。疹退后无色素沉着，无脱屑	玫瑰色细小斑丘疹自头面→躯干→四肢，24小时布满全身。疹退后无色素沉着，无脱屑	细小红色丘疹，皮肤猩红，自颈、腋下、腹股沟处开始，2~3天遍布全身。疹退后无色素沉着，有大片脱皮

续表

病名	麻疹	奶麻	风疹	猩红热
周围血象	白细胞总数下降，淋巴细胞升高	白细胞总数下降，淋巴细胞升高	白细胞总数下降，淋巴细胞升高	白细胞总数升高,中性粒细胞升高

三、辨证要点

辨分期

	表现
前驱期	以发热,咽喉红肿疼痛,皮肤潮红,痧疹隐现为特征
出疹期	以壮热口渴,咽喉糜烂有白腐,皮疹猩红如丹或紫黯如斑,舌光红为主症
恢复期	以口干唇燥,皮肤干燥脱屑,舌红少津为特征

四、辨证论治

发热情况
伴随症状
舌脉象

发热骤起，头痛畏寒，肌肤无汗，咽喉红肿疼痛，常影响吞咽，皮肤潮红，痧疹隐隐，舌质红，苔薄白或薄黄，脉浮数有力

邪侵肺卫

治法

辛凉宣透，清热利咽

方药

解肌透痧汤加减

壮热不解，烦躁口渴，咽喉肿痛，伴有糜烂白腐，皮疹密布，色红如丹，甚则色紫如瘀点，疹由颈、胸开始，继而弥漫全身，压之退色，见疹后1～2天舌苔黄糙，舌质起红刺，3～4天后舌苔剥脱，舌面光红起刺，状如草莓，脉数有力

毒炽气营

治法

清气凉营，泻火解毒

方药

凉营清气汤加减

丹痧布齐后1～2天，身热渐退，咽部糜烂，疼痛减轻，或见低热，唇干口燥，或伴有干咳，食欲不振，舌红少津，苔剥脱，脉细数，约2周后可见皮肤脱屑、脱皮

疹后阴伤

治法

养阴生津，清热润喉

方药

沙参麦冬汤加减

【病例思维程序示范】

杨某，女，5 岁。因发热 1 天，伴皮疹半天来诊。

患儿诊前夜间突然发热，体温 39℃，无咳嗽，无流涕，服板蓝根颗粒后虽有汗出，但体温下降不明显。今晨发现身出红疹，诉头痛，咽痛，恶心，呕吐黄水 1 次，量不多，大便未解，小便黄。查体：面赤，身倦，唇周苍白，全身皮肤潮红，有较密集的丘疹，呈猩红色，压之退色，肘部、颈部皮肤皱褶处皮疹密集呈线条状，咽部红，两侧乳蛾红肿并有少量白腐，舌质红，苔薄白，脉浮数有力。

辨证思维程序：

第一步：明确诊断。

患儿发热，半日内全身见较密集猩红色丘疹，唇周苍白，咽部红，两侧乳蛾红肿有少量白腐，符合猩红热诊断。

第二步：辨明证型。

患儿发热骤起，头痛，可知正邪交争于肌表；咽喉红肿疼痛，可知邪蕴肺胃，上攻咽喉，化火腐肉；呕吐可因邪犯肺卫，胃气受扰，胃气失和上逆而致；皮肤潮红，较密集的猩红色皮疹可知痧毒疫疠出表，舌质红，苔薄白，脉浮数有力，属痧毒疫疠在表，邪犯肺卫之证。

第三步：相关理化检查。

1. 血常规　明确炎症感染情况。
2. 尿常规　明确有无并发肾炎。
3. 抗链球菌溶血素 O　明确有无乙型溶血性链球菌感染。
4. 咽拭子　可进行快速诊断，明确有无乙型溶血性链球菌感染。

第四步：治疗。

本例患儿属邪侵肺卫证，治拟辛凉宣透，清热利咽，方用解肌透痧汤加减。

处方：金银花 10g，连翘 10g，薄荷（后下）3g，荆芥穗 6g，竹叶 6g，竹茹 10g，牛蒡子 10g，玄参 10g，锦灯笼 10g，板蓝根 15g，赤芍 10g，蝉蜕 3g。

用法：水煎服，日 1 剂，分 2 次服。

（《中医儿科学》）

【经验方及常用中成药】

一、常用中成药

1. 三黄片　用于毒炽气营证。

2. 五福化毒丸　用于毒炽气营证。

3. 锡类散　用于咽喉肿痛。

4. 珠黄散　用于咽喉肿痛、溃烂。

二、经验方

1. 清营汤(《天津中医学院学报》)

功能:清营解毒,凉血开窍。

主治:烂喉丹痧(邪入营血)。

组成:广犀角(现用适量水牛角代)15g,生地 10g,丹皮 10g,赤芍 10g,生石膏 30g(先煎),玄参 10g,银花 10g,连翘 15g,牛蒡子 10g,射干 6g,薄荷 5g(后下),鲜茅根 30g。

用法:水煎服,日 1 剂,分 2 次服。

2. 石膏合剂(《江苏中医》)

功能:清热解毒,凉血消斑。

主治:猩红热。

组成:生石膏 3 000g(先煎),大青叶 1 500g,生甘草 400g。

用法:将上药加适当水量熬煎,去渣后,浓缩至 450ml,再兑入糖浆 150ml,混合均匀即成,每日 30~60ml,分次服用。

3. 清咽豉汤(《世界中医药》)

功能:疏表透疹。

主治:丹痧初起,邪郁肌表。

组成:淡豆豉 9g,薄荷 3g(后下),牛蒡子 9g,制僵蚕 9g,玉桔梗 6g,马勃 4.5g(包),蝉蜕 4.5g,荆芥 4.5g,射干 6g,广郁金 9g,象贝母 12g,朱赤苓 12g。

用法:水煎服,日 1 剂,分 2 次服。

【其他疗法】

针刺疗法

取穴风池、天柱、合谷、曲池、少商、膈俞、血海、三阴交。用泻法,每日 1 次。

【经典原文】

《烂喉·痧辑要》:“又名喉痧、丹痧、烂喉丹痧。常发于冬春之季。多因时行疫疠之邪毒,从口鼻入于肺胃,上冲咽喉所致。症见咽喉红肿疼痛,喉核溃烂,上有白腐蔓延之假膜,易拭去,疼痛剧如刀割,汤水难咽,寒热大作,遍体酸楚,全身痧点隐隐,继之遍体如猩红,宛如锦纹,分散小粒者为痧,成片如云,头突起者为,如以手指压痧点则消失,手指离后痧点复现。痧点先起于颈项,后胸背、腹部、四肢,迅速蔓延至全身,然颜面独无,口唇周围苍白无痧点,痧发出则热减,舌面光滑呈肉红色,上有小粒突起,如杨梅状,舌苔初起白厚,渐转黄腻。痧消退后皮肤有糠皮样脱屑现象。相当于猩红热。应隔离消毒。治宜先以辛凉透毒,方用银翘散加减;继宜泄热解毒,方用凉营清气汤;终宜滋阴养液,方用养阴清肺汤。不宜辛温解表,或过早使用大剂苦寒、泻下药。”

（刘秀秀）

水　痘

【概述】

水痘是由水痘时邪(水痘 - 带状疱疹病毒)引起的一种传染性强的出疹性疾病,以发热,皮肤黏膜分批出现皮疹,丘疹、疱疹、结痂同时存在为主要特征。本病一般预后良好。

【主要病因病机】

1. 邪伤肺卫　水痘时邪从口鼻而入,蕴郁于肺,肺失宣肃,则致发热,流涕,咳嗽;病邪深入,郁于肺脾,时邪夹湿透于肌表,正盛邪轻,则致水痘稀疏,疹色红润,疱浆清亮,随后湿毒清解,疱疹结痂向愈。

2. 毒炽气营　若小儿素体虚弱,邪盛正衰,邪毒炽盛,则内传气营。气分热盛,致壮热,烦躁,口渴,面红目赤。

毒传营分,与内湿相搏外透肌表,则致水痘密集,疹色黯紫,疱浆混浊。若邪炽正衰,可出现邪毒闭肺、邪陷心肝等变证。

【辨证注意点】

1. 本病以卫气营血辨证与脏腑辨证结合，根据全身及局部症状以区别病位之表里，病邪之属性，病情之轻重。

2. 辨常证与变证。

【辨证思路】

一、明确诊断

1. 起病 2~3 周前有水痘接触史。

2. 初起可有发热，流涕，咳嗽等。

3. 皮疹常在发病 1~2 天内出现，周身可见疱疹，以躯干部为主。疱疹呈椭圆形，大小不一，内含水液，周围红晕，常伴有瘙痒，结痂后不留瘢痕。皮疹分批出现，在同一时期，丘疹、疱疹、干痂并见。

4. 血象检查　白细胞总数正常或偏低。

5. 病原学检查　单抗-免疫荧光法检测病毒抗原。用抗膜抗原荧光试验、免疫黏附血凝试验、或酶联免疫吸附试验检测抗体，在出疹 1~4 天后即出现，2~3 周后滴度增加 4 倍以上即可确诊。刮取新鲜水疱基底物，用瑞氏染色找到多核巨细胞和核内包涵体，可供快速诊断。

二、鉴别诊断

病名	鉴别
水痘	好发于冬春季节，疱疹较手足口病稍大，呈向心性分布，躯干、头面多，四肢少，疱壁薄，易破溃结痂，疱疹多呈椭圆形，其长轴与躯体的纵轴垂直，且在同一时期、同一皮损区斑丘疹、疱疹、结痂并见为其特点
手足口病	好发于夏秋季节，以手足肌肤、口咽部发生疱疹为特征，口腔疱疹多发生在硬腭、颊部、齿龈、唇内及舌部，破溃后形成小的溃疡，疼痛较剧
脓疱疮	好发于炎热夏季，多见于头面部及肢体暴露部位，病初为疱疹，很快成为脓疱，疱液混浊。疱液可培养出细菌

三、辨证要点

辨轻重

	轻症	重症
病位	卫分	气分、营分

续表

	轻症	重症
皮疹形状	痘疹小而稀疏,色红润,疱浆清亮	痘疹大而密集,色赤紫,疱浆混浊
伴随症状	微热、流涕、咳嗽	高热、烦躁

四、辨证论治

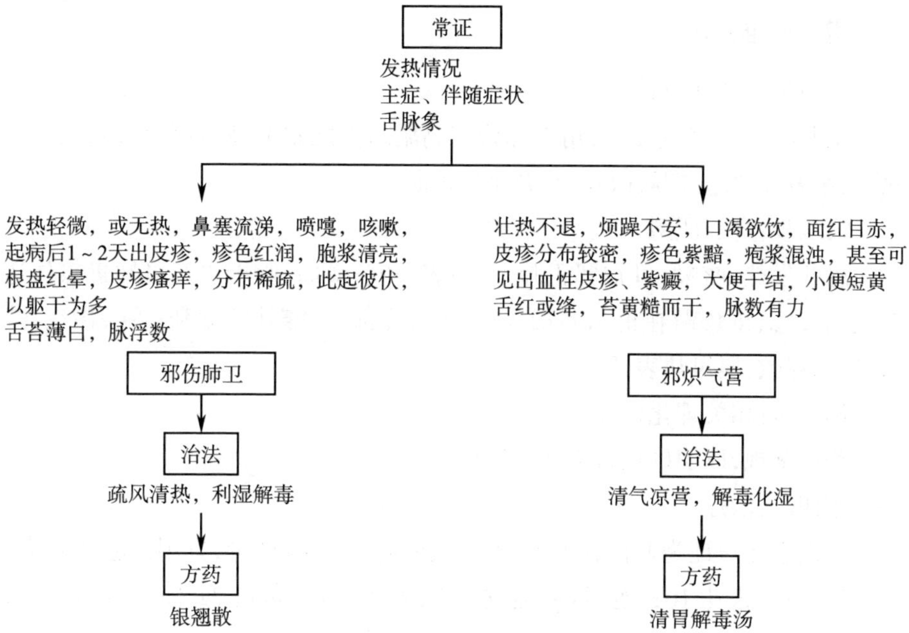

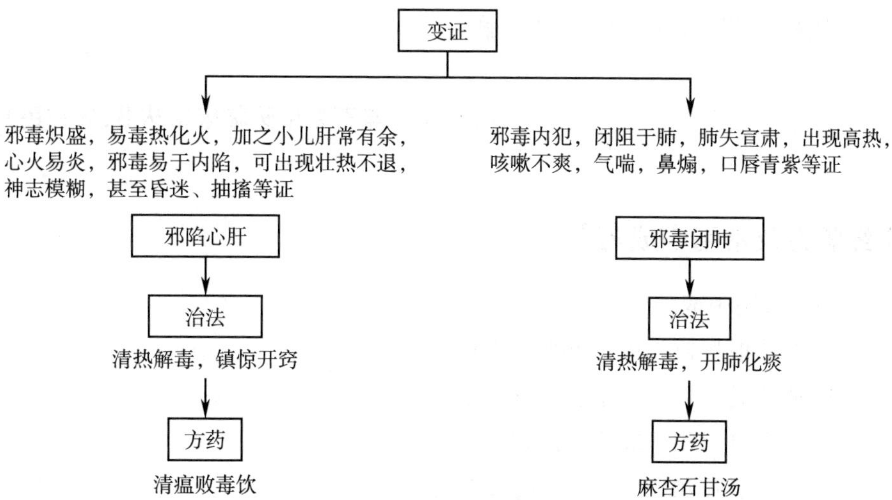

【病例思维程序示范】

刘某,男,3岁。1984年11月9日初诊。

患儿身热3天,咳嗽,食少,肢倦无力,颜面、躯干发现水痘,即来门诊治疗。有水痘接触史。检查患儿头角发际皆有高粱米大之水痘,胸背部较多,大者如黄豆,小者如粟米,四肢散在。舌尖微红,苔薄黄,脉浮数。

辨证思维程序:

第一步:明确诊断。

患儿有水痘接触史,头角发际皆有高粱米大之水痘,胸背部较多,大者如黄豆,小者如粟米,四肢散在,符合水痘诊断。

第二步:辨明证型。

患儿发热,咳嗽,可知邪犯肺卫,卫表失宣;颜面、躯干水痘可知毒热外达肌表而发疹;皮疹散在提示邪毒热轻,正气充沛,疱疹外达顺利;舌尖微红,苔薄黄,脉浮数,属风热表证。

第三步:相关理化检查。

查血常规,以明确是否为病毒感染。

第四步:治疗。

本例患儿辨证为邪伤肺卫证,治拟疏风清热,利湿解毒,方用银翘散加减。

处方:金银花10g,连翘6g,栀皮炭7.5g,赤芍6g,黄连2g,蒲公英6g,板蓝根6g,蝉蜕3g,焦山楂6g,牛蒡子6g,六一散(包煎)10g。

用法:水煎服,日1剂,分2次服。

(《中国百年百名中医临床家丛书:宋祚民》)

【经验方及常用中成药】

一、常用中成药

1. 板蓝根颗粒　用于邪伤肺卫证。
2. 清开灵颗粒　用于邪炽气营证。
3. 至宝丹　用于邪陷心肝之变证。
4. 小儿清肺颗粒　用于邪毒闭肺之变证。

二、经验方

1. 薏苡竹叶散(《浙江中医杂志》)

功能:清热祛湿解毒。

主治:水痘。

组成:薏苡仁 15g,滑石 15g,鸭跖草 15g,茯苓 12g,连翘 9g,通草 4g,黄芩 6g,淡竹叶 6g,紫草 6g,牛蒡子 6g,鲜空心苋 50g。

用法:水煎服,日 1 剂,分 3 次服。

2. 小儿水痘方(《实用中医杂志》)

功能:清热解毒透疹。

主治:水痘(邪热入里,外透皮肤)。

组成:青黛、板蓝根、金银花、鱼腥草、白鲜皮、地骨皮、蝉蜕、淡豆豉、苦参各 10g。

用法:水煎服,日 1 剂,每日 4~5 次。

3. 加减化斑汤(《中国民间疗法》)

功能:清热凉血,解毒透疹。

主治:水痘。

组成:石膏 12g,知母 12g,牛蒡子 10g,升麻 10g,葛根 10g,浮萍 10g,水牛角 6g,丹皮 6g,紫草 6g,甘草 6g。

用法:水煎服,日 1 剂,每日 4~5 次。

4. 银翘清解方(《中医临床研究》)

功能:清热解毒,渗利湿热。

主治:水痘(邪毒内蕴,气营两燔,热甚夹湿)。

组成:金银花 12g,连翘 12g,野菊花 12g,大青叶 15g,地丁草 15g,赤芍 10g,丹皮 10g,黄芩 12g,薄荷 8g,僵蚕 10g,滑石 15g,甘草 6g。

用法:水煎服,日 1 剂,分 3 次服。

【其他疗法】

药物外治

1. 苦参 30g,芒硝 30g,浮萍 15g。煎水外洗。每日 2 次。用于水痘皮疹较密,瘙痒明显者。

2. 青黛 30g,煅石膏 50g,滑石 50g,黄柏 15g,冰片 10g,黄连 10g。共研细末,和匀,拌油适量,调搽患处。每日 1 次。用于水痘疱浆混浊或疱疹破溃者。

【经典原文】

《证治准绳·幼科》:“小儿痘疮有正痘与水痘之不同,……其疮皮薄如水泡,破即易干,而出无渐次,白色或淡红,冷冷有水浆者,谓之水痘。”

《景岳全书·小儿则·痘疹诠》:“凡出水痘先十数点,一日后其顶尖上有水疱,二日三日又出渐多,四日浑身作痒,疮头皆破,微加壮热即收矣。但有此疾须忌发物,七八日乃痊。”

（刘秀秀）

手 足 口 病

【概述】

手足口病是由感受手足口病时邪(柯萨奇病毒 A 组)引起的急性发疹性传染病,临床以手足掌跖、臀及口腔疱疹为特征。本病传染性强,易引起流行。一般预后较好,少数重症患儿可并发心肌炎、脑炎、脑膜炎等,甚或危及生命。

古代医籍无此病名,可参见中医“疮疹”“疱疹”“温疫”等病证。

【主要病因病机】

1. 邪犯肺脾　时行邪毒由口鼻而入,内犯于肺,下侵于脾,肺脾受损,水湿内停,与时行邪毒相搏,蕴蒸于外,则发生本病。

2. 湿热蒸盛　邪毒炽盛,燔灼气营。若失于调治,可出现邪毒内陷或邪毒犯心等变证。

【辨证注意点】

1. 注意流行病学史。
2. 辨证应以脏腑辨证结合卫气营血辨证。
3. 根据病程、疱疹特点及临床伴随症状以判定病情轻重,区别病变脏腑。

【辨证思路】

一、明确诊断

1. 流行病学史　病前 1~2 周有手足口病接触史。

2. 潜伏期　2~7 天，多数患儿突然起病，于发病前 1~2 天或发病的同时出现发热，多在 38℃左右，可伴头痛、咳嗽、流涕、口痛、纳差、恶心、呕吐、泄泻等症状。一般体温越高，病程越长，则病情越重。

3. 主要表现　口腔及手足部发生疱疹。口腔疱疹多发生在硬腭、颊部、齿龈、唇内及舌部，破溃后形成小的溃疡，疼痛较剧，年幼儿常表现烦躁、哭闹、流涎、拒食等。在口腔疱疹后 1~2 天可见皮肤斑丘疹，呈离心性分布，以手足部多见，并很快变为疱疹，疱疹呈圆形或椭圆形扁平凸起，如米粒至豌豆大，质地较硬，多不破溃，内有混浊液体，周围绕以红晕，其数目少则几个，多则百余个。疱疹长轴与指、趾皮纹走向一致。少数患儿臂、腿、臀等部位也可出现，但躯干及颜面部极少。疱疹一般 7~10 天消退，疹退后无瘢痕及色素沉着。

4. 血象检查　血白细胞计数正常，淋巴细胞和单核细胞比值相对增高。

二、鉴别诊断

本病应与水痘、脓疱疮相鉴别（见水痘章节）。

三、辨证要点

辨轻重

	轻症	重症
病程	短	长
皮疹特点	疱疹仅现于手足掌心及口腔部，疹色红润，稀疏散在，根盘红晕不著，疱液清亮	疱疹除现于手足掌心及口腔部外，四肢、臀部等其他部位也可累及，疹色紫黯，分布稠密，或成簇出现，根盘红晕显著，疱液混浊

四、辨证论治

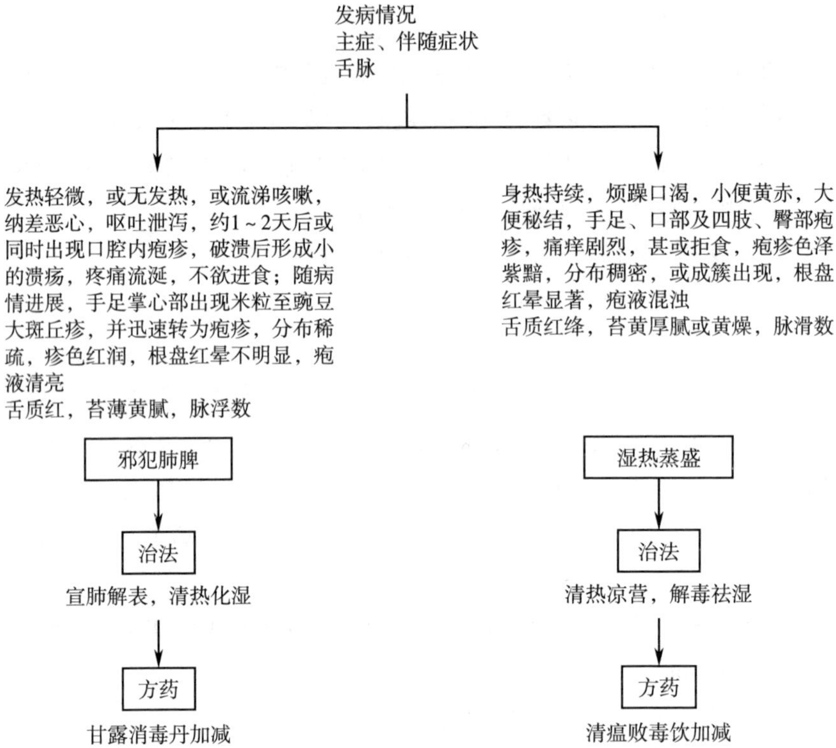

【病例思维程序示范】

陈某，男，3 岁。2001 年 6 年 17 日初诊。患儿 3 天前手足出现淡红色疱疹，无发热，轻度瘙痒，家长未做特殊处理，隔日患儿出现发热，且发热反复，最高 39.5℃，患儿手足疱疹增多，口腔疼痛拒食，口臭流涎，鼻塞流涕，轻咳，大便溏，日行 2 次，气味臭秽。查体见：手足、手腕、双踝附近见淡红色疱疹，摸之触手，唇红，舌面及口腔黏膜多个疱疹、溃疡，舌红，苔黄腻，指纹紫滞于风关。幼儿园有多个类似发病患儿。

辨证思维程序：

第一步：明确诊断。

根据患儿手、足、口腔均见疱疹，幼儿园类似发病者，符合手足口病诊断。

第二步：辨明证型。

根据患儿发热，鼻塞流涕，轻咳，可知风热邪犯肺卫，肺气失宣；手足口疱疹可知时邪与脾经内蕴湿热相搏结，熏蒸咽喉，外泄于体表；大便日行 2 次，气温臭秽，可知湿热蕴结脾胃；舌红，苔黄腻，指纹紫滞于风关，皆为风热湿毒之象。

第三步：相关理化检查。

1. 血常规　明确是否为病毒感染。

2. 病毒检测　明确是否为肠道病毒 71 型（entero virus，EV71）或柯萨奇病毒感染。

第四步：治疗。

本例患儿诊断为手足口病（风热夹湿，热重于湿），治拟疏风清热化湿。

处方：金银花 10g，连翘 10g，板蓝根 15g，蝉蜕 5g，淡豆豉 10g，仙鹤草 10g，黄芩 10g，牡丹皮 10g，六一散（包煎）12g，桔梗 5g，桑叶 10g，桑白皮 10g，焦山楂 10g，焦神曲 10g。3 剂。

（《汪受传儿科临证医论医案精选》）

【经验方及常用中成药】

一、常用中成药

1. 清热解毒口服液　用于邪犯肺脾证。

2. 清胃黄连丸　用于湿热蒸盛证。

二、经验方

1. 孙氏自拟方（《中医杂志》）

功能：清热解毒，化湿和中。

主治：手足口病。

组成：藿香 10g，薄荷 6g，连翘 12g，薏苡仁 12g，大青叶 15g，黄连 6g，滑石 12g，枳壳 10g，白芷 10g，生甘草 3g。

用法：水煎服，日 1 剂，分次口服。

2. 手足口病 1 号方（《新中医》）

功能：辛凉透表，清宣肺卫。

主治：手足口病初期。

组成：荆芥、防风、升麻各 5g，薄荷 6g，金银花、葛根各 10g。

用法：水煎服，日 1 剂，分早中晚服用。

3. 手足口病 2 号方（《新中医》）

功能：清热解毒，透疹发表。

主治：手足口病中期。

组成：金银花、大青叶、紫草、板蓝根、葛根各 10g，连翘、桑叶各 5g。

用法：水煎服，日 1 剂，分早中晚服用。

4. 手足口病 3 号方（《新中医》）

功能：益气和胃，清解余邪。

主治：手足口病后期。

组成：太子参、茯苓、陈皮、大青叶、蒲公英、炒谷芽各 10g，沙参 5g，豆蔻 6g。

用法：水煎服，日 1 剂，分早中晚服用。

5. 清热化疹汤（《新中医》）

功能：清热解毒，凉血化疹。

主治：手足口病（心脾胃热，邪毒气血俱盛）。

组成：羚羊角 3g(先煎)，水牛角（先煎）10g，黄连 6g，黄芩、大青叶、板蓝根、淡竹叶、白茅根、生地黄、牡丹皮、赤芍各 10g，甘草 3g，灯心草 5g。

用法：水煎服，日 1 剂，分数次频频服用。

6. 清热化湿透疹汤（《新中医》）

功能：疏风清热，解毒透疹，健脾祛湿。

主治：手足口病发疹期。

组成：桑叶、淡竹叶、白茅根、菊花各 8g，柴胡、防风、荆芥各 6g，薄荷（后下）、苦杏仁各 5g，白豆蔻（后下）、生甘草各 3g，茯苓、薏苡仁各 10g。

用法：水煎服，日 1 剂，分次口服。

7. 清热化湿健脾汤（《新中医》）

功能：益气健脾，清热祛湿。

主治：手足口病恢复期。

组成：茯苓、薏苡仁、扁豆、鸡内金、太子参各 10g，陈皮、黄芪、淡竹叶、白茅根各 5g，神曲、桑叶、菊花各 8g，炙甘草 3g。

用法：水煎服，日 1 剂，分次口服。

8. 宜透散（《实用中西医结合临床》）

功能：解毒为主，佐以清热、化湿、凉血。

主治：手足口病。

组成：葛根、金银花、连翘、紫草、牛蒡子、薄荷、蝉蜕、芦根、生石膏、生甘草。

用法：水煎服，日 1 剂，分 2 次服。

9. 解毒熄风汤（《中医杂志》）

功能：清热凉营，平肝息风。

主治：手足口病重症（热入营血，肝风内动）。

组成：水牛角 10g，地龙 6g，钩藤 6g，大青叶 10g，菊花 6g，金银花 5g，鱼腥草 10g，紫草 8g，赤芍 6g，柴胡 6g，葛根 15g，薄荷 2g，牛蒡子 5g，淡竹叶 6g，甘草 6g。

用法：水煎服，日 1 剂，分 3~5 次服。

【其他疗法】

药物外治

1. 西瓜霜、冰硼散、珠黄散　任选 1 种，涂搽口腔患处，每日 2 次。
2. 金黄散、青黛散　任选 1 种，麻油调，敷于手足疱疹患处，每日 2 次。

【经典原文】

《医宗金鉴·痘疹心法要诀》："水泡湿淫克脾经，手足稠密身面轻，内服加味保元剂，外涂胡荽官粉灵。"

（刘秀秀）

痄　腮

【概述】

痄腮是由时行邪气风温邪毒（腮腺炎病毒）引起的一种急性传染病，临床以发热、单侧或双侧耳下腮部漫肿疼痛为特征。本病一年四季均可发生，冬春季节多见。本病多见于学龄儿童和青少年，2 岁以下小儿少见。其传染性较强，传染源为急性期患儿和健康带菌者，病原体主要经呼吸道飞沫传播，故易在托幼机构流行。本病一般预后良好，少数患儿可因体弱或邪毒炽盛，发生邪陷心肝、毒窜睾腹之变证。本病如并发腮腺炎脑膜脑炎可引起死亡，病死率约 0.5%~2.3%；自然感染患病后可获终生免疫力。

本病中医又称为“鸬鹚瘟”“蛤蟆瘟”。

【主要病因病机】

1. 邪犯少阳　时邪病毒从口鼻而入，侵犯足少阳胆经。胆经起于眼外眦，经耳前、耳后下行于身之两侧，终止于两足第四趾端。邪毒循经上攻腮颊，与气血相搏，凝滞于耳下腮部，则致腮部肿胀疼痛。

2. 热毒壅盛　时邪病毒壅盛于少阳经脉，循经上攻腮颊，气血凝滞不通，则致腮部肿胀、疼痛，坚硬拒按，张口咀嚼不便；热毒炽盛，则高热不退。

足少阳胆经与足厥阴肝经互为表里，热毒炽盛者，邪盛正衰，邪陷厥阴，扰动肝风，蒙蔽心包，可见高热、抽搐、昏迷等证，此为邪陷心肝之变证。足厥阴肝经循少腹络阴器，邪毒内传，引睾窜腹，可见睾丸肿胀、疼痛，或少腹疼痛等证，此为毒窜睾腹之变证。肝气乘脾，还可出现上腹疼痛、恶心呕吐等证。

【辨证注意点】

1. 根据经络辨证辨轻重。

2. 根据经络辨证辨常证、变证。

【辨证思路】

一、明确诊断

1. 流行病学史　好发于冬春季。

2. 接触史　发病前 2~3 周有流行性腮腺炎患者接触史。

3. 临床表现　发热，腮腺和邻近腺体部位肿大、疼痛；腮腺管口可见红肿，可有颌下腺、舌下腺肿大；可并发脑膜脑炎、睾丸炎、卵巢炎、胰腺炎等。

4. 血象检查　白细胞总数正常或偏低，淋巴细胞比例偏高（继发细菌感染者可白细胞总数升高，以中性粒细胞为主）。

5. 血清及尿淀粉酶：　清及尿淀粉酶增高，与腮腺肿胀相平行，2 周左右恢复正常。

6. 病原学检查　从患儿唾液、脑脊液、尿或血中可分离出腮腺炎病毒；酶联免疫吸附试验（ELISA）检测抗 V（virus）和抗 S（soluble）两种抗体，S 抗体在疾病早期的阳性率为 75%，可作为近期感染的证据。

二、鉴别诊断

疾病	鉴别
化脓性腮腺炎（发颐）	腮腺肿大多为一侧，局部疼痛剧烈拒按，红肿灼热明显；成脓时局部有波动感，按压腮部可见口腔内腮腺管口有脓液溢出；无传染性，常继发于细菌感染性疾病之后，血白细胞总数及中性粒细胞增高
急性淋巴结炎	耳前、颈部、颌下淋巴结炎，有时易与腮腺炎、颌下腺炎相混淆，应注意鉴别。淋巴结发炎时，局部疼痛较重，肿胀的淋巴结边缘清楚，质地较硬，不以耳垂为中心，腮腺管口无红肿，常有头面或口咽部感染灶，周围血象白细胞总数及中性粒细胞增高

三、辨证要点

1. 辨轻症、重症

	轻症	重症
经络	少阳之表	少阳之里
伴随症状	全身症状微轻，腮肿症状不著，可兼表热证	全身症状重，腮肿症状重，可兼有里热证

2. 辨常证、变证

	常证	变证
经络	少阳经脉	少阳、厥阴两经
伴随症状	以发热、耳下腮部漫肿疼痛为主	以高热持续、神志不清、反复抽搐为主，可伴有睾丸肿痛，或脘腹、少腹疼痛等

四、辨证论治

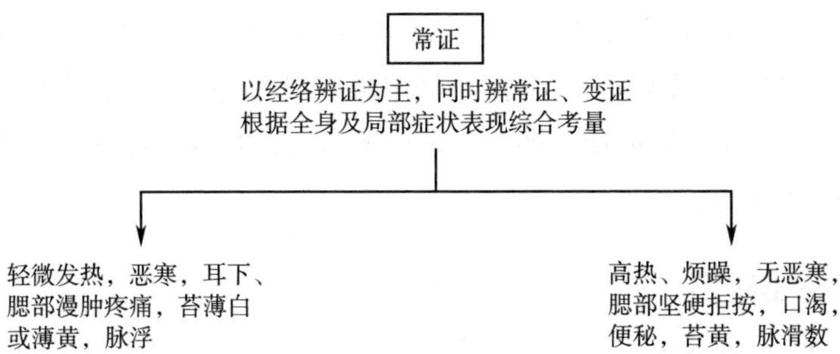

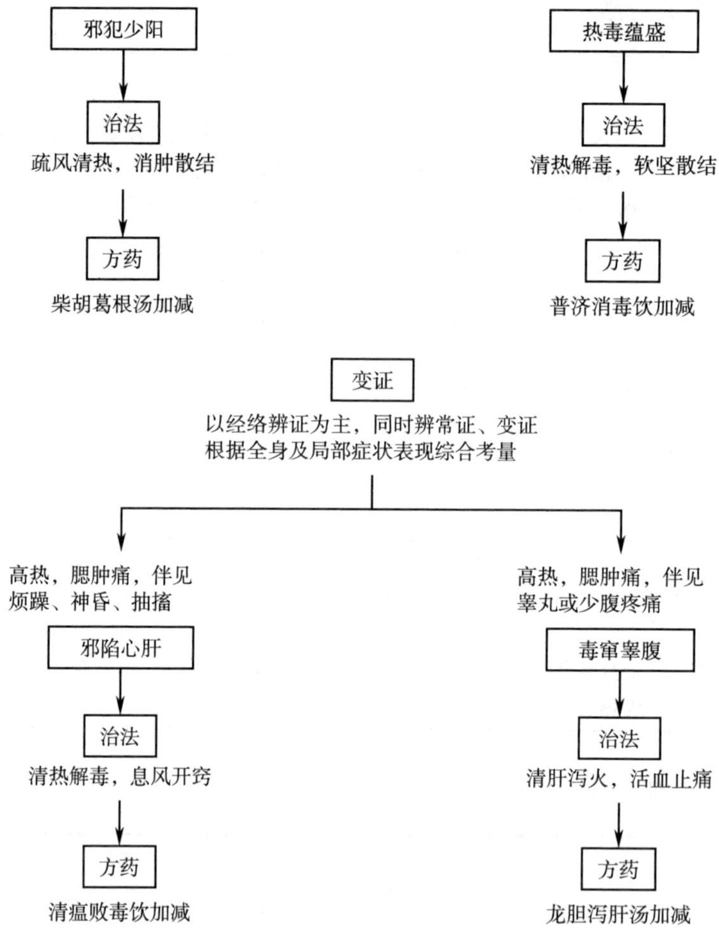

【病例思维程序示范】

苏某，女，6岁。1985年6月16日初诊。发热2天，体温高达40℃，烧时无汗，两耳下肿大而疼痛，头痛，不咳嗽，无流涕，口渴，大便日行1次，小便微黄，食欲欠佳，吞食则腮痛，昨日鼻衄一次，流血甚多，色鲜红，无神昏惊厥，无少腹疼痛。经外院青霉素、退烧药等治疗，热势如初，故来就诊。望其面色红赤，无汗，两腮肿大，约4cm×4cm，压痛明显。舌苔薄白，舌边尖红，脉浮数。近期有流行性腮腺炎接触史。

辨证思维程序：

第一步：明确诊断。

患儿接触史，发热伴两耳下肿大、疼痛，查体见两腮肿大，压痛明显，吞食时腮痛，符合痄腮临床表现。

第二步：辨明证型。

患儿以高热不退、两耳下肿痛为主症，伴头痛、口渴，然病程较短，舌苔薄白，仅边尖红，脉浮数，无神昏惊厥、少腹疼痛，提示病位在少阳经为主，为风热袭表，少阳经络失和，尚为常证；热不得泄，迫血妄行，则见鼻衄。

第三步：相关理化检查。

1. 血常规　判断是病毒感染还是细菌感染。

2. 血清和尿淀粉酶　可作为腺体分泌排出受阻依据。

3. 病原学检测（抗 V、抗 S 抗体）　可作为近期感染依据。

4. 浅表包块 B 超　以了解局部肿块性质。

5. 生殖系统 B 超　以了解生殖系统并发症。

第四步：治疗。

本例患儿诊断为痄腮（邪犯少阳，兼有血热妄行），治拟辛凉解表清热，佐以凉血解毒。

处方：荆芥 8g，薄荷（后下）3g，金银花 10g，连翘 12g，黄芩 5g，知母 3g，僵蚕 5g，马勃（包煎）3g，赤芍 6g，鲜芦根 15g，生石膏（先煎）18g。3 剂。

二诊：服药后，微汗出，身热退净，体温 36.4℃，头痛止，舌质红，咽红，脉数。此表邪虽退，而余热未尽。原方减荆芥、薄荷、僵蚕、生石膏，加夏枯草 10g，玄参 10g，板蓝根 10g。依此方连服 2 剂。6 月 21 日复查，腮肿消退，未见鼻衄，精神正常而愈。

（《中国百年百名中医临床家丛书：宋祚民》）

【经验方及常用中成药】

一、常用中成药

1. 腮腺炎片　用于邪犯少阳证。

2. 赛金化毒散　用于热毒壅盛证。

3. 安宫牛黄丸　用于邪陷心肝变证。

4. 蒲地蓝消炎口服液　用于邪犯少阳证。

5. 连花清瘟颗粒　用于热毒壅盛证。

二、经验方

消瘟汤(《浙江中医杂志》)

功能:疏风清热,解毒消肿。

主治:外感风温,邪犯少阳。

组成:银花、菊花、大青叶、黄芩、玄参、连翘、紫花地丁各9g,天花粉10g,蒲公英12g,升麻、生草各5g,板蓝根15g(发热加三叶青10g,柴胡9g;咽痛加白僵蚕12g,射干、薄荷各5g;便秘加炒牛蒡子9g;纳差加焦六曲10g,炒谷芽、炒麦芽各12g)。

用法:上方水煎,每日1剂,分2次餐后1小时服。

【其他疗法】

一、药物外治

1. 如意金黄散　适量,以醋或茶水调,外敷患处,每日1~2次。用于腮部肿痛。腮部破溃者禁用。

2. 玉枢丹　每次0.5~1.5g,以醋或水调匀,外敷患处,每日2次。用于腮部肿痛。腮部破溃者禁用。

3. 新鲜仙人掌　每次取一块,去刺,洗净后捣泥或切成薄片,敷贴患处,每日2次。用于腮部肿痛。腮部破溃者禁用。

4. 新鲜败酱草　每次50g,煎汤熏洗患处,每日2次。用于腮部肿痛及毒窜睾腹变证。

二、针灸疗法

针刺:取翳风、颊车、合谷、外关。高热配曲池、大椎;睾丸肿痛配太冲、血海、三阴交。用泻法,强刺激,每日1次。用于腮部肿痛及毒窜睾腹之变证。

三、激光疗法

用氦氖激光照射少商、合谷、阿是穴。每穴照射5~10分钟,每日1次,连用3~5天,用于腮部肿痛。

【经典原文】

《疮疡经验全书·痄腮毒》记述:"此毒受在牙根耳聤,通过肝肾气血不流,壅滞颊腮,此是风毒症。"

(贾自盈)

病毒性脑炎

【概述】

病毒性脑炎是由多种病毒感染引起的脑实质的炎症，以发热、头痛、呕吐、意识障碍或精神异常为主要临床表现，如果脑膜同时受累则称为病毒性脑膜脑炎。本病属于中医“温病”“惊风”范畴。

【主要病因病机】

1. 邪毒犯肺　邪毒初犯，肺气失宣，卫阳郁遏，炼液成痰，上蒙清窍。
2. 痰热壅盛　邪热入内，灼津炼液成痰，可闭阻于肺，上蒙清窍，内陷心肝。
3. 痰蒙清窍　水液输化无权，凝聚为痰，痰浊上蒙清窍。
4. 痰瘀阻络　久病入络，瘀血内生，痰瘀内阻，肢体不用。

【辨证注意点】

1. “热盛生风、风盛生痰、痰盛生惊”，三者相互交织，互为因果。
2. 疾病后期往往余邪未尽，虚实夹杂。

【辨证思路】

一、明确诊断

1. 急性起病，或有上感或前驱病毒感染史。

2. 病变在脑实质　主要表现为发热、反复惊厥发作、不同程度意识障碍和颅内压增高症状。病程大多2~3周。

3. 病变在脑膜　以发热、恶心、呕吐、软弱、嗜睡为主要表现，年长儿会诉头痛，婴幼儿烦躁不安、易激惹。一般很少有严重意识障碍和惊厥。可有颈强直等脑膜刺激征，但无局限性神经系统体征。病程大多1~2周。

4. 实验室检查

（1）脑电图：以弥漫性或局限性异常慢波背景活动为特征，少数伴有棘波、棘慢综合波。慢波背景活动只能提示异常脑功能，不能证实病毒感染性质。部分患者脑电图也可正常。

（2）脑脊液检测：外观清亮、压力正常或增加。白细胞数正常或轻度增多，分类计数以淋巴细胞为主，蛋白质大多正常或轻度增高，糖含量正常。脑脊液涂片和培养无细菌发现。

（3）病毒学检测：部分患儿脑脊液病毒培养及特异性抗体测试阳性。

二、鉴别诊断

疾病	鉴别
化脓性脑膜炎	外周血象见白细胞总数明显增高，中性粒细胞为主，脑脊液检查表现为压力增高，外观浑浊似米汤样，白细胞总数显著增多，糖含量明显降低，蛋白显著增高
中毒性菌痢	常出现循环衰竭，做肛门指检或盐水灌肠检查大便可有脓血，粪便培养可见痢疾杆菌，脑脊液检查无异常
Reye 综合征	肝功能异常，无黄疸，脑脊液无明显变化

三、辨证要点

辨热、痰、风

性质	特点
热证	表热：发热恶寒，或但热不寒，头痛项强，神烦嗜睡，恶心呕吐 里热：高热持续，口渴引饮，烦躁不安，神昏抽搐
痰证	痰浊：神识模糊，口噤不语，嗜睡昏迷 痰热：烦躁不安，狂躁谵语，号叫哭闹
风证	外风：发热恶寒，头痛无汗，项强抽搐 内风：颈项强直，反复抽搐、惊厥

四、辨证论治

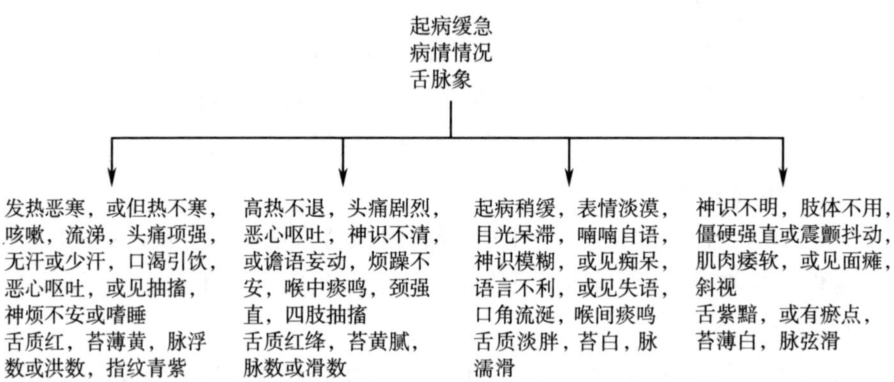

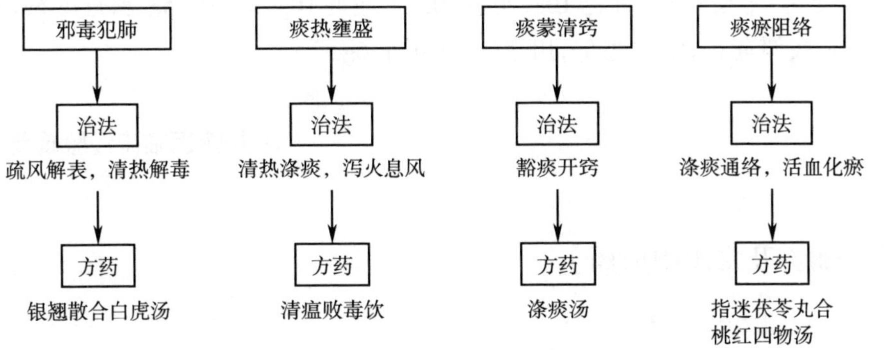

【病例思维程序示范】

刘某,男,5岁,病历号:111544,初诊日期:1963年10月27日。

患儿于昨日4时许,由托儿所归家,突然发作间断性头痛,身发高热,呕吐频作,以致食物入胃即逆而溢吐,头痛剧烈时,且有神迷谵语之象,旋去儿童医院急诊,疑为大脑炎,因家长不愿抽脊髓,故特来诊治,身热,腋下体温38℃,头痛,呕吐尚作,头项略强,口渴欲饮,谵语神昏,苔色白腻,脉来弦数。

辨证思维程序:

第一步:明确诊断。

患儿突发头痛,高热呕吐,且有昏迷谵语,符合病毒性脑炎的征象。

第二步:辨明证型。

患儿身热,头痛,恶心呕吐,口渴欲饮,颈项强直,神昏谵语,为外邪入侵,热及化火,火性炎上,充气上逆,则头痛呕吐;温邪入营,则神昏谵语,属于痰热壅盛证。

第三步:相关理化检查。

1. 查血常规、C反应蛋白　以初步了解感染类型,判断细菌感染还是病毒感染。

2. 呼吸道病毒筛查　可作为近期感染依据,明确病毒感染种类。

3. 脑脊液　作为病毒学检测及特异性抗体检测依据,阳性者可明确诊断。

4. 脑电图　协助诊断以了解患者发病时脑电波情况。

第四步:治疗。

本例患儿诊断为温病(痰热壅盛证),治拟清营泄热透气。

处方：冬桑叶 6g，菊花 10g，连翘 10g，生地黄 10g，龙胆草 5g，粉丹皮 6g，赤芍 5g，炙僵蚕 6g，细木通 5g，川连 2g，生川军 6g。

（《刘弼臣临床经验辑要》）

【经验方及常用中成药】

一、常用中成药

1. 安宫牛黄丸　用于痰热壅盛证。

2. 紫雪丹　用于抽搐频繁者。

3. 至宝丹　用于昏迷较重者。

4. 苏合香丸　用于痰浊蒙窍，神昏不醒者。

5. 蒲地蓝消炎口服液　用于邪毒犯肺者。

二、经验方

1. 白虎汤加味（《临床医药杂志》）

功效：清热解毒、化痰开窍。

主治：病毒性脑炎（痰热壅盛证）。

组成：黄连 6g，郁金 9g，生石膏 20g，黄芩 9g，甘草 3g，金银花 9g，连翘 9g，板蓝根 15g，水牛角 6g，知母 9g，石菖蒲 5g，薄荷 6g。

用法：水煎服，日 1 剂，温热服。

2. 宣清解郁汤（《河南中医》）

功效：清热利湿、化痰开窍。

主治：病毒性脑炎（痰热壅盛证）。

组成：藿香 12g，佩兰 12g，法半夏 12g，瓜蒌壳 18g，黄连 9g，黄芩 12g，栀子 12g，天竺黄 10g，郁金 12g，石菖蒲 9g，竹茹 12g，六一散 30g。

用法：剂量根据患儿年龄酌减，疗程 7~14 天。水煎服，日 1 剂，温热服。

【其他疗法】

一、醒脑开窍针刺法

1. 针刺双侧内关　直刺 5~15mm（根据患儿年龄大小调节针刺的深浅），采用泻法，快速提插捻转。

2. 针刺人中　向鼻中隔的方向斜刺 5mm 左右，采用雀啄法，至流泪或眼湿润为度。由于针刺人中较痛，若患儿清醒后用印堂代替人中。

3. 针刺三阴交　沿胫骨内缘与皮肤呈 45° 斜刺，针尖到原三阴交穴的位置上，再进针 5~15mm，采用提插补法，针感到足趾，下肢出现不自主的运动，以抽动 3 次为度。

4. 针刺极泉　在原穴沿经下移 2 寸的心经上取穴，术者用辅助手固定患儿肘关节，使其外展，直刺进针 5~10mm，用提插泻法，患儿有手麻胀感，以术者固定手感觉患儿肢体有抽动感 3 次为度。

5. 针刺尺泽　取屈肘内角 120°，术者用辅助手托住固定腕关节，直刺进针 5~10mm，用提插泻法，针感从手肘关节传到手指或手动外旋，以手动 3 次为度。

6. 针刺委中　患儿仰卧，术者用辅助手握住其踝关节或小腿下端抬起固定，针尖向外 15° 进针 5~15mm，用提插泻法，以下肢抽动 3 次为度。

7. 针刺风池、翳风、完骨　均向喉结进针 10~20mm，采用小幅度、高频率捻转泻法。

8. 针刺大椎、曲池　均直刺 10mm 左右，采用小幅度捻转泻法。如果体温过高可采用十宣放血。每穴施手法 1 分钟，每天操作 2 次。根据患儿病情随时可终止治疗。

二、灌肠法

安宫牛黄丸保留灌肠

方法：使用安宫牛黄丸（每丸 3g）保留灌肠。3 岁以下每次 1/4 丸，4~6 岁每次 1/2 丸，7~13 岁每次一丸，用生理盐水 15~20ml 研成匀浆，保留灌肠，1~2 次 / 天。

【经典原文】

《素问·至真要大论》云："诸暴强直，皆属于风。"

《小儿药证直诀·脉证治法·急惊》："小儿急惊者，本因热生于心。身热面赤引饮，口中气热，大小便黄赤，剧则搐也。盖热盛则风生，风属肝，此阳盛阴虚也。故利惊丸主之，以除其痰热。不可与巴豆及温药大下之，恐蓄虚热不消也。小儿热痰客于心胃，因闻声非常，则动而惊搐矣。若热极，虽不因闻声及惊，亦自发搐。"

《徐小圃医案医论集》："小儿惊风内因于停积，外因于风寒、惊恐，病的重心在于胃及肝胆积热，故当汗、当清，悉从伤寒、温病之法治之。若妄用治惊的芳香开窍药，则无异于引狼入室。即使高热有惊风前兆，也应以清热降火为主，辅以清导食积，勿使邪热上炎于脑，防患于未然。可用葛根、黄芩各一钱，川黄连三分，龙胆草六分，安脑丸一粒（化服）。”

（马　晶）

百　日　咳

【概述】

百日咳是小儿时期感受百日咳时邪（百日咳杆菌）而引起的肺系传染病，临床以阵发性痉挛性咳嗽和痉咳末伴有较长的鸡鸣样吸气性吼声为特征。

中医学称之为“顿嗽”“顿呛”，因其具有传染性，故又称为“疫咳”“天哮呛”。

【主要病因病机】

1. 邪犯肺卫　疫邪从口鼻入，侵袭肺卫，肺卫失宣。
2. 痰火阻肺　疫邪化火，痰火胶结，气逆上冲。
3. 气阴耗伤　病之后期，邪气渐退，正气耗损，阴津亏耗。

【辨证注意点】

1. 辨邪正消长分期　百日咳主要表现为咳嗽、痰阻，按初咳期、痉咳期、恢复期分阶段辨证。

2. 辨有无变证变化　需辨明常证、变证。痰热壅盛，闭阻于肺，并发肺炎喘嗽；邪陷心肝，并发昏迷、抽搐。

【辨证思路】

一、明确诊断

1. 根据流行病学资料，未接种百日咳菌苗，有百日咳接触史。

2. 临床表现　本病的临床诊断应注意几个特殊症状、体征。

（1）初咳期：自发病起至出现痉咳止，约 1~2 周。症状类似感冒，约 2~3 天后热退，鼻塞、流涕渐消失，但咳嗽日渐加重，逐渐发展为阵发性痉挛性咳嗽。

（2）痉咳期：自痉咳开始至痉咳停止，持续 2~4 周或更久，以阵发性、痉挛性咳嗽为特征。

（3）恢复期：痉咳消失至咳嗽停止，约 2~3 周。阵咳发作次数减少，咳嗽减轻，逐渐痊愈。有些病例在恢复期或病愈后，因烟熏、冷空气等刺激或感冒时，又可引起痉咳。

3. 并发症

（1）肺炎：多因合并细菌感染。症见发热持续不退，咳嗽气促，甚则呼吸困难、口唇发绀，肺部可闻及湿性啰音，或呼吸音减低等。

（2）脑病：因百日咳杆菌内毒素引起中毒性脑病，出现脑水肿。症见头痛呕吐，抽搐昏迷，严重者深度昏迷、反复抽搐、瞳孔不等大、对光反射迟钝或消失、呼吸微弱。但在病程中，也有因痉咳剧烈，造成脑缺血、缺氧或脑出血所致抽搐昏迷者。

4. 实验室检查　初咳期末及痉咳期血常规检查白细胞总数升高，可达（20~40）$\times 10^9$/ L，淋巴细胞升高，可达 60%~80%。鼻咽拭子涂片检查具有阳性率高、特异性强和诊断快速等优点。

二、鉴别诊断

疾病	鉴别
支气管炎	病前多有感冒症状，部分有痉咳症状，但在起病后几日才出现，咳后无鸡鸣样回声
肺炎	咳嗽无鸡鸣样回声，血象无淋巴细胞明显增多，肺部有中细湿啰音，胸部 X 线检查提示有肺部炎性改变
百日咳综合征	副百日咳杆菌及腺病毒、呼吸道合胞病毒等均可引起类似百日咳的痉挛性咳嗽，称为百日咳综合征，主要依靠病原体分离或血清学检查进行鉴别

三、辨证要点

1. 分阶段辨证

病程		咳、痰性质
初咳期	1~2 周	风寒：咳嗽日轻夜重，痰稀白，量不多 风热：咳声不畅，痰黄稠黏
痉咳期	2~4 周	痰火：痰黄稠，难咳出 痰浊：痰稀、色清，易咳出
恢复期	2~3 周	气虚：咳而无力，痰稀 阴虚：干咳痰少，音哑

2. 辨常证、变证

证型	常证	变证
病情	病轻	病重
发热性质	热轻	热重
证候变化	无	肺炎喘嗽:喘促、鼻煽 邪陷厥阴:神昏、抽风

四、辨证论治

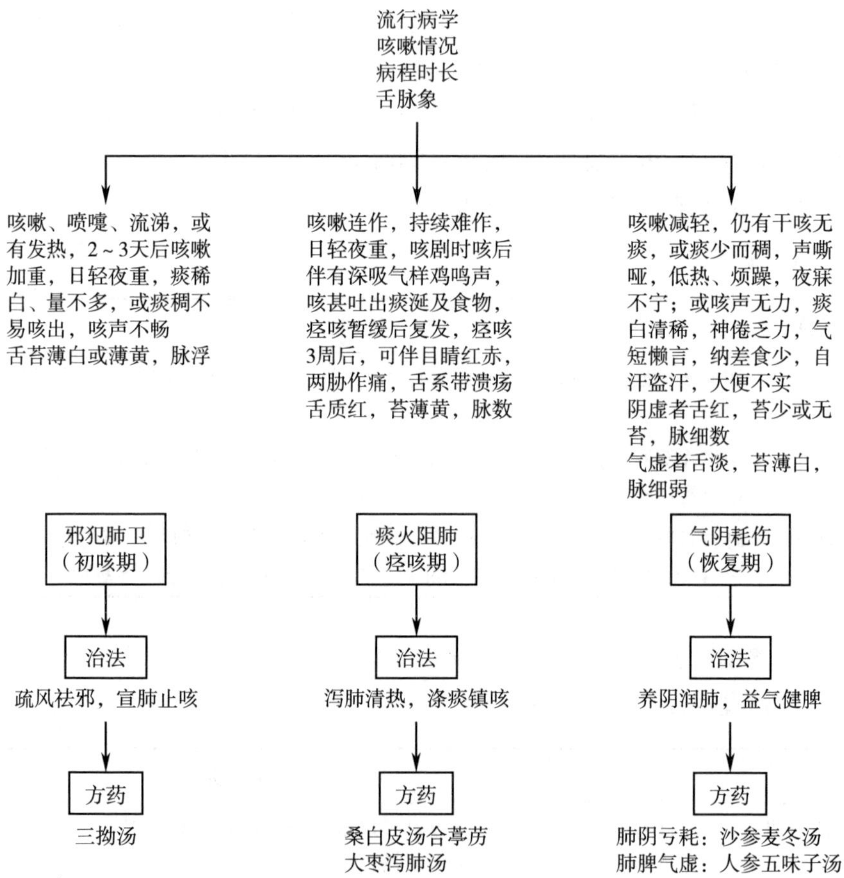

【病例思维程序示范】

史某,女,1岁,病历号:102780,初诊日期:1963年5月7日。

咳嗽阵作，已经 1 个月，入暮增剧，咳则一连数十声而气不能续，颜面胀红，涕泪俱出，曾在某儿童医院治疗兼佐针灸施治，效果不理想，目前咳嗽一日约十余阵，咳仍连声不断，最后泛吐痰涎方暂止，眼睑浮肿，目睛发赤血瘀，如拳击伤，午后颧红如涂胭脂，咽红唇干，大便秘结，苔白质赤，脉来弦数。

辨证思维程序：

第一步：明确诊断。

患儿咳嗽已 1 个月，入暮增剧，颜面胀红，目睛发赤血瘀，符合百日咳的征象。

第二步：辨明证型。

患儿咳嗽频频，痰液黏稠，不易排出，甚则目珠红赤，涕泪交并，呕逆泛吐，为邪毒侵肺，肺失清肃，痰浊阻滞气道，势正盛候，属痰火阻肺证。

第三步：相关理化检查。

1. 血常规、C 反应蛋白　了解感染情况，关注疾病早期、中期白细胞和淋巴细胞升高程度。

2. 鼻咽拭子　协助诊断，抗原检测用于早期诊断，抗体检测多在发病 2 周后呈阳性。

3. 胸部 X 线检查　了解肺部感染情况，作为有无并发肺炎的依据。

第四步：治疗。

本例患儿诊断为顿嗽（痰火阻肺），治拟清金降气，佐以镇咳。

处方：鲜芦根 30g，桃杏仁各 6g，冬瓜仁 10g，葶苈子 3g，莱菔子 3g，钩藤 10g，蛤黛散（包）10g，知贝母各 10g，车前子（包）25g，炙杷叶 6g，姜竹茹 3g。

（《刘弼臣临床经验辑要》）

【经验方及常用中成药】

一、常用中成药

1. 鹭鸶咳丸　用于邪犯肺卫、痰火阻肺证。

2. 羊胆丸　用于邪犯肺卫、痰火阻肺证。

3. 二冬膏　用于肺阴不足证。

二、经验方

1. 自拟止嗽方(《中医儿科杂志》)

功能:清肺止咳、降逆化痰。

主治:百日咳(痉咳期)。

组成:百部 6g,炙紫菀 6g,白前 6g,桔梗 4.5g,荆芥 6g,陈皮 6g,炙甘草 3g,川贝母 3g,浙贝母 6g,炙款冬花 6g,苦杏仁 6g。

用法:水煎服,日 1 剂,温热服。

2. 镇肝止咳汤(《中华中医药杂志》)

功能:清肝泻火、化痰止咳。

主治:百日咳(痉咳期)。

组成:柴胡 3~6g,生白芍 6~12g,代赭石 6~12g,青黛 1~3g,僵蚕 6~9g,胆南星 1~3g,月石 0.5~1g,甘草 3~6g。

用法:以上剂量为 3~5 岁用量,可随年龄增减。水煎服,日 1 剂,温热服。

3. 清燥救肺汤加减(《甘肃中医》)

功能:滋阴润肺、清燥止咳。

主治:百日咳(痉咳期)。

组成:桑白皮 9g,生石膏 15g,党参 6g,炙枇杷叶 7g,黄芩 5g,杏仁 7g,麦门冬 7g,川贝母 7g,桔梗 7g,炙百部 7g,厚朴 7g,甘草 3g。

用法:水煎服,日 1 剂,温热服。

【其他疗法】

一、针灸疗法

1. 刺四缝　常规消毒后点刺出黏液,左右手交替,治疗 7~14 日。用于痉咳期及恢复期。

2. 针刺　主穴取合谷、尺泽、肺俞,配穴取曲池、丰隆、内关。泻法,不留针。每日 1 次,5 次为 1 个疗程。用于痉咳期。

二、推拿疗法

逆运八卦,退六腑,推脾经,揉小横纹。每日 1 次,10 次为 1 个疗程。用于痉咳期痰火阻肺证。

【经典原文】

《幼科金针·天哮》记载:“夫天哮者……盖因时行传染,极难奏效。其症咳起连连，而呕吐涎沫，涕泪交流，眼胞浮肿，吐乳鼻血，呕衄睛红。”

《幼科七种大全·治验顿嗽》:“顿咳一症，古无是名……俗从而呼为顿咳，其嗽亦能传染，感之则发作无时，面赤腰曲，涕泪交流，每顿嗽至百声，必咳出大痰乃住……咳之至久，面目浮肿，或目如拳伤，或咯血，或鼻衄。……此症最难速愈，必待百日后可痊。”

（马　晶）

其他病证

夏 季 热

【概述】

夏季热是婴幼儿在暑天发生的特有的季节性疾病，临床以长期发热、口渴多饮、多尿、少汗或汗闭为特征。本病多见于6个月至3岁的婴幼儿，5岁以上者少见。本病若无并发症，预后良好。

【病因病机】

1. 暑伤肺胃　体弱小儿为暑气所伤，肌腠受灼，内侵肺胃，灼伤肺胃之津。

2. 上盛下虚　疾病日久或小儿体虚，心胃之火并蒸于上，真阳独虚于下，形成热淫于上，阳虚于下的“上盛下虚”证。

【辨证注意点】

1. 有季节性，盛夏之病。

2. 辨虚实　根据发热高低、口渴喜饮、胃纳情况、肢体倦怠等辨虚实。

3. 辨证候　根据患儿的体质状况、临床表现，辨别是以暑气熏蒸伤及肺胃气阴为主，还是已损及下焦肾之阳气。

【辨证思路】

一、明确诊断

1. 发热　多数患儿表现为暑天渐渐起病，随着气温上升而体温随之上升，可在38℃~40℃之间，并随着气温升降而波动，发热期可达1~3个月，随着气候转为凉爽，体温自然下降至正常。

2. 少汗或汗闭　虽有高热，但汗出不多，仅在起病时头部稍有汗出，甚或无汗。

3. 多饮多尿　患儿口渴逐渐明显，饮水日增，24小时可饮水2 000~

3 000ml，甚至更多。小便清长，次数频繁，每日可达 20~30 次，或随饮随尿。

4. 其他症状　病初一般情况良好。发热持续不退时可伴食欲减退，形体消瘦，面色少华，或伴倦怠乏力，烦躁不安，但很少发生惊厥。

5. 理化检查　部分患儿周围血象可呈淋巴细胞百分数增高外，其他检查结果多在正常范围内。

二、鉴别诊断

	发病季节	**发热**	**口渴**	**饮食**	**小便**	**汗**
夏季热	6~8 月	长期发热，有高热	明显	多饮	多尿	少汗或汗闭
疰夏	春夏剧 秋冬瘥	低热或无发热	无	食欲减退	无	正常

三、辨证要点

1. 辨虚实

	发热	**口渴多饮**	**胃纳**	**四肢倦怠**
实	高热	口渴喜冷饮	纳如常	无
虚	低热	口渴喜热饮	纳差	有

2. 辨证候

	体质	**临床表现**
上盛	平素体健	发热，口渴多饮，多尿，纳食如常
上盛下虚	疾病日久，平素体弱多病，或先天禀赋不足	暑热证的典型表现，以及面色苍白，下肢清冷，大便稀薄

四、辨证论治

夏季暑天
特征性症状
舌脉象

入夏后体温渐高
发热持续，少汗或无汗，口渴引饮，
小便频数，烦躁，口唇干燥
舌质稍红，苔薄黄，脉数

精神萎靡或虚烦不安，面色苍白，下肢清冷，小便清长，频数无度，大便稀溏，
身热不退，朝盛暮衰，口渴多饮
舌质淡，舌苔薄黄，脉细数无力

暑伤肺胃
↓
治法
清暑益气，养阴生津
↓
方药
王氏清暑益气汤

上盛下虚
↓
治法
温补肾阳，清心护阴
↓
方药
温下清上汤

【病例思维程序示范】

患儿,男,17 个月。就诊时间:芒种。因“身热 1 个月余”就诊。

患儿入夏后出现发热,体温 38℃左右,微汗,口唇干燥,口渴狂饮,食欲不振,小便清长,烦躁精神软,面色苍白,彻夜不寐,囟门平,舌红,苔光,指纹淡紫,隐于三关之内。

辨证思维程序:

第一步:明确诊断。

根据患儿入夏后出现发热 1 个月余,微汗,口渴狂饮,小便清长,烦躁,彻夜不寐。符合夏季热诊断。

第二步:辨明证型。

根据患者发热反复,口渴多饮,舌红,苔光,可知暑气熏蒸,阴津耗损,心火偏亢;烦躁精神软,面色苍白,食欲不振,指纹淡紫,隐于三关之内,可知久病气阳耗伤,真元亏损;属“上盛下虚”证。

第三步:相关理化检查。

1. 血常规及 C 反应蛋白　了解是否存在感染。
2. 尿常规　排除尿路感染。
3. 肝肾功能、电解质　了解肝脏及肾脏是否异常。
4. 胸部 X 线检查　了解是否有肺部感染。

第四步:治疗。

本例患儿诊断为夏季热(上盛下虚证),治拟温补肾阳,清心护阴,温下清上汤加减。

处方:附子 9g(先煎),黄连 2.1g,龙齿 30g(先煎),磁石 30g(先煎),天花粉 9g,菟丝子 9g,覆盆子 9g,桑螵蛸 9g,莲子心 2.1g,阿胶珠 9g,鸡子黄 1 枚(打冲)。

用法:3 剂,水煎服,每日 3 次。

服药 3 剂后,患者身热退,小便次数减少,口渴饮水减少,能安睡,原方继服,十剂而愈。

(《徐小圃医案医论集》)

【经验方及常用中成药】

一、常用中成药

1. 生脉饮口服液　用于暑伤肺胃证偏气阴耗伤者。

2. 健儿清解液　用于暑伤肺胃证偏热重者。

二、经验方

1. 豆米粥(《百病中医自我疗养丛书:中暑》)

功能:清热解暑。

主治:夏季热(暑伤肺胃)。

组成:绿豆 10g,白扁豆 10g,糯米适量。

用法:适量温服。

2. 翠荷饮(《中医报》)

功能:清热解暑,养阴生津。

主治:夏季热(暑伤肺胃)。

组成:西瓜翠衣 250g,鲜荷叶 30g。

用法:水煎服,日 1 剂,温热服。

3. 健脾补肾预防方(《中医儿科临床手册》)

功能:健脾补肾。

主治:预防小儿暑热证。

组成:太子参 15g,白术 9g,红枣 10 枚,覆盆子 9g,菟丝子 9g,蚕茧 10 只,甘草 5g。

用法:水煎服,日 1 剂,温热服。

【其他疗法】

一、推拿疗法

推三关,退六腑,分阴阳,推脾土,清天河水,揉内庭、解溪、足三里、阴陵泉，摩气海、关元。每日 1 次，7 日为 1 个疗程。用于暑伤肺胃证。

二、针灸疗法

取足三里、中脘、大椎、风池、合谷等穴，视病情行补泻手法。如下元不足者加用肾俞，针后加艾条灸。每穴 2~3 分钟，每日 1 次，7 次为 1 个疗程，一般治疗 1~2 个疗程。

【经典原文】

《徐小圃小儿暑热症治验》："暑热症，因其见于盛夏暑季，故又有'夏季热''暑期热'等名称。小儿稚阴稚阳，脏腑娇嫩，调节机能未臻完善，或病后体虚不足，入夏以后，不耐炎热酷暑的熏蒸，感受暑热之邪，耗伤津液而罹患本病。其主症为发热持续不退，起伏少汗，头额干灼而两足不温，烦躁，口渴多饮，小便频多且清。患儿每见形体羸瘦，精神萎靡，面色少华，食欲不振等。本病的发生与气候有密切关系，气候愈热，体温愈高，往往迁延至秋凉后方能向愈。有的患儿可连续发病数年。"

（石　李）

紫　癜

【概述】

紫癜是小儿常见的出血性疾病之一，以血液溢于皮肤、黏膜之下，出现瘀点瘀斑、压之不褪色为其临床特征，常伴鼻衄、齿衄，甚则呕血、便血、尿血。本章节主要是西医学的过敏性紫癜和免疫性血小板减少性紫癜。

【主要病因病机】

1. 风热伤络　风热之邪外感，内窜血络。
2. 热毒壅盛　热毒灼伤络脉，迫血妄行，血溢脉外，发于肌肤。
3. 气不摄血　久病脾虚，气不摄血，溢于肌肤。
4. 阴虚火旺　反复出血，阴血耗损，虚火上炎，灼伤络脉。

【辨证注意点】

1. 辨紫癜还是出疹。

2. 辨虚实　根据起病、病程、紫癜颜色辨虚实。

3. 辨轻重　根据血量、是否有肾脏损害、颅内出血辨轻重。

4. 辨病与辨证相结合　结合疾病分期及兼证，辨过敏性紫癜及免疫性血小板减少性紫癜的常见证型。

【辨证思路】

一、诊断要点

以皮肤、黏膜出现瘀点、瘀斑为其主症。

二、鉴别诊断

	过敏性紫癜	免疫性血小板减少性紫癜
发病原因	感染或食物、药物过敏	多因病毒感染，部分不明原因
皮疹分布特点	下肢伸侧及臀部、关节周围	遍及全身，易磕碰处较多
皮疹特点	高出皮肤的鲜红色至深红色丘疹、红斑或荨麻疹，大小不一	不高出皮面，以瘀点、瘀斑为主
伴随症状	腹痛、呕吐、血便等消化道症状，游走性大关节肿痛及血尿、蛋白尿	鼻衄、齿衄、尿血、便血等，严重者可并发颅内出血
理化检查	血小板计数，出血、凝血时间，血块收缩时间均正常，可有镜下血尿、蛋白尿	血小板计数显著减少，出血时间延长，血块收缩不良，束臂试验阳性

三、辨证要点

1. 辨紫癜还是出疹

	皮肤表现	按压	触摸
紫癜	隐于皮内	不退色	平滑
出疹	高出皮肤	退色	有高低不平感

2. 辨虚实

	起病	病程	疹色
实	急	短	鲜明
虚	缓	缠绵	较淡

3. 辨轻重

	出血量	肾脏损害	颅内出血
轻	量少	否	否
重	量多	血尿,明显蛋白尿	头痛,昏迷,抽搐

4. 辨病与辨证相结合

	过敏性紫癜	免疫性血小板减少性紫癜
早期	风热伤络,血热妄行	血热妄行
后期	阴虚火旺,气不摄血	阴虚火旺,气不摄血
兼证	湿热痹阻,热伤胃络	常无

四、辨证论治

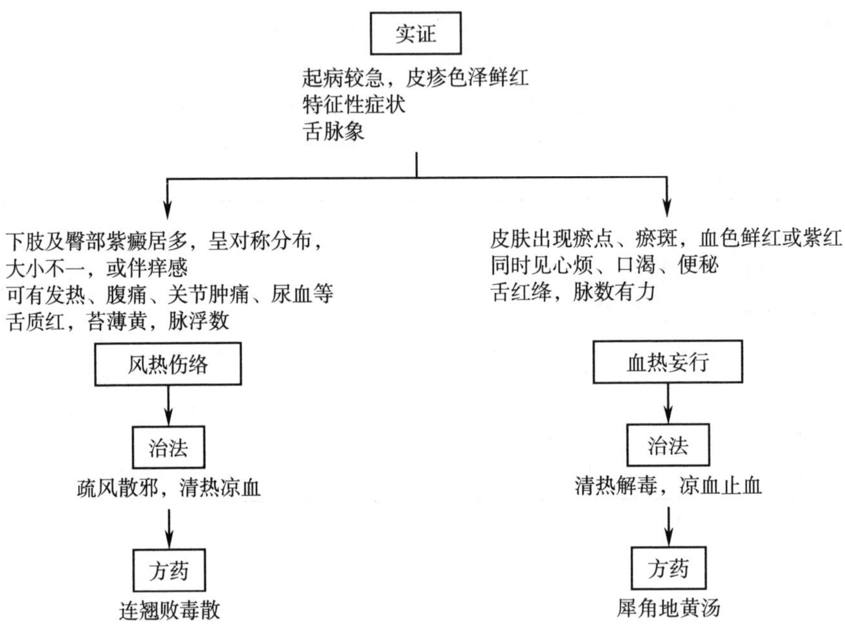

虚证

起病缓慢，病程迁延，紫癜反复出现
特征性症状
舌脉象

紫癜反复出现，瘀斑、瘀点颜色淡紫
面色苍黄，神疲乏力，食欲不振，头晕心慌
舌淡苔薄，脉细无力

气不摄血

治法

健脾养心，益气摄血

方药

归脾汤

紫癜时发时止
鼻衄，齿衄，血色鲜红，低热盗汗，心烦少寐，大便干燥，小便黄赤
舌光红，苔少，脉细数

阴虚火旺

治法

滋阴降火，凉血止血

方药

大补阴丸

兼证

皮疹情况
伴随症状
特征性症状
舌脉象

皮肤紫癜多见于关节周围，尤以膝踝关节为主，关节肿胀灼痛，影响肢体活动
偶见腹痛、尿血
舌质红，苔黄腻，脉滑数或弦数

湿热痹阻

治法

清热祛湿，活血通络

方药

四妙丸

瘀斑遍布，下肢多见，腹痛阵作，口臭纳呆，腹胀便秘，或伴齿龈出血，便血
舌质红，苔黄或黄腻，脉滑数

胃肠积热

治法

泻火解毒，清胃化斑

方药

葛根芩连汤合小承气汤

【病例思维程序示范】

病例 1

患者,梁某,1 岁 3 个月,2014 年 3 月 10 日初诊。

“间断双下肢皮肤见出血点 2 个月”。患者 2 个月前因感冒后双下肢皮肤出现出血点、瘀斑,色淡红,经治反复难愈,血小板难以恢复正常,余无不适,精神正常,纳寐好。查体示:发育正常,营养中等,面色少华,苍白,舌淡红苔白,指纹紫位于风关。辅助检查:血常规示血小板 36×10^9/L。

第一步:明确诊断。

患儿双下肢皮肤见出血点,色淡红,血常规示血小板 36×10^9/L,符合紫癜的诊断要点,属于免疫性血小板减少症。

第二步:辨明证型。

患者有上呼吸道感染病史。患儿病程已有 2 个月余,双下肢皮肤紫癜反复难愈,可知正气已虚,邪气未尽;紫癜色淡红,面色少华,苍白,舌淡红苔白,为脾虚气血不足之候。

第三步:相关理化检查。

1. 血常规　了解感染情况。

2. 外周血涂片　了解血液各成分情况。

3. 抗血小板自身抗体　以了解是否存在自身免疫异常。

4. 凝血功能检测　寻找出血原因。

第四步:治疗。

本例患儿诊断为紫癜(余热未尽,兼正气耗伤),治拟清热凉血并健脾生血,以八珍汤合银翘散加减。

处方:太子参 10g,炒白术 10g,茯苓 10g,当归 10g,川芎 10g,生地 10g,黄精 15g,金银花 10g,连翘 10g,大青叶 10g,地丁 10g,赤芍 10g,丹皮 10g,甘草 6g。5 剂,水煎服,每日一剂。

二诊(2014 年 3 月 15 日):双下肢散见针尖大小出血点,余无不适,舌淡苔白,指纹紫,位于风关,血小板 54×10^9/L,上方加紫草、黄芪。10 剂,水煎服,日一剂。患儿巩固治疗半年,血小板升至正常,随访 4 年,未再发现血小板减少。

(《贾六金中医儿科经验集》)

病例 2

翟某,女,8 岁。“双下肢散在出血点,左踝关节肿痛 13 天”送院就诊。

患儿有外感史,现双下肢外侧紫癜,双踝部较多,色红,针尖到米粒大小不等,略高出皮肤,初发时有痒感,部分融合成片,左踝关节肿痛,活动受限,伴腹痛,呕吐,大便色黑,黏腻不爽,尿黄赤。舌红,苔黄腻,脉浮数有力。实验室检查:血小板计数 $252 \times 10^9/L$,尿常规:正常。

第一步:明确诊断。

根据患儿外感史,现双下肢紫癜,双踝部较多,色红,针尖到米粒大小不等,略高出皮肤,初发时有痒感,部分融合成片,左踝关节肿痛,腹痛,呕吐,血小板计数 $252 \times 10^9/L$,符合紫癜的诊断要点,属于过敏性紫癜(皮肤型、关节型、腹型)

第二步:辨明证型。

患者起病时间短,起病前有外感史,以紫癜颜色鲜红,或有痒感,常兼有外感风热证为辨证要点。

皮肤瘀点瘀斑,尤多见于下肢、臀部及双踝部,对称分布,属风热毒邪伤络,血溢脉外,渗于皮下。四肢乃诸阳之末,阳络受损则多发于下肢;外侧为阳面,故见两下肢外侧为多。颜色鲜红、大小形态不一为热邪炽盛,走窜血分;有痒感,风为阳邪,扰于皮里肉间;伴腹痛,呕吐,大便色黑为毒热阻滞气机,伤及阴络,血渗于里;左踝关节肿痛为湿热痹阻关节,气血凝滞不畅;舌红,苔黄腻,脉浮数有力为风热在表之象。

第三步:相关理化检查。

1. 血常规及 CRP　了解感染情况。

2. 尿常规　了解是否有红白细胞及尿蛋白。

3. 过敏原检查　了解过敏情况。

4. 大便常规　了解是否有消化道出血。

5. 凝血功能检测　了解凝血功能。

6. 腹部 B 超　了解腹部脏器情况,寻找腹痛原因,可作为过敏性紫癜腹型与腹部脏器其他疾病相鉴别的依据。

7. 踝关节 X 线检查　了解踝关节情况,可作为过敏性紫癜关节型与其他踝部疾病鉴别的依据。

第四步:治疗。

本例患儿诊断为紫癜(风热伤络证),治拟疏风散邪,清热凉血,方用连翘败毒散加减。

处方:连翘 15g、苍术 10g,黄柏 6g,土茯苓 10g,丹皮 10g,川牛膝 10g,白鲜皮 10g,地肤子 10g,蛇床子 6g,苦参 6g,凌霄花 10g,青黛 10g(包煎),竹茹 10g。3 剂,水煎服,每日一剂。

二诊:药后腹痛、呕吐消失,双下肢皮疹逐渐消失,但腰部可见数个新出血点,前方去竹茹,继服 10 剂,左踝关节肿痛消失。双下肢仍可见数个新出瘀点,再拟前方加紫草,共服药 30 余剂,诸证消失。

(《**中级医刊**》)

【经验方及常用中成药】

一、常用中成药

1. 乌鸡白凤丸　用于血小板减少性紫癜之气不摄血证、阴虚火旺证。

2. 宁血糖浆　用于气不摄血证。

3. 血康口服液　用于血小板减少性紫癜。

4. 雷公藤多苷片　用于过敏性紫癜伴有肾脏损害。

二、经验方

1. 过敏煎(《施今墨对药》)

功能:养阴清热,疏风止痒。

主治:过敏性紫癜。

组成:防风 10g,银柴胡 10g,乌梅 10g,五味子 10g。

用法:水煎服,日 1 剂,温热服。

2. 参芪紫癜汤(《张珍玉医案医论医话集》)

功能:健脾益气,养血归经。

主治:血小板减少性紫癜、过敏性紫癜。

组成:炒白术 9g,党参 15g,黄芪 20g,当归 9g,生白芍 9g,生阿胶 6g,茜草 6g,陈皮 6g,甘草 3g。

用法:水煎服,日 1 剂,温热服。

【其他疗法】

针灸疗法

1. 取穴八髎、腰阳关。艾炷隔姜灸。每穴灸 45 分钟,每日 1 次,半个月为

1个疗程。用于气不摄血证、阴虚火炎证。

2. 主穴：曲池、足三里。配穴：合谷、血海。先刺主穴，效果不好加刺配穴。有腹痛加刺三阴交、太冲、内关。用于过敏性紫癜。

【经典原文】

《普济方·诸风门·紫白癜风（附论）》："夫紫癜风之状，皮肤皱起生紫点，搔之皮起而不痒痛是也，此由风邪夹湿客在腠理，营卫壅滞不得宣流，蕴瘀皮肤，致令色紫，故名紫癜风。"《外科正宗·葡萄疫》："葡萄疫，其患多生小儿，感受四时不正之气，郁于皮肤不散，结成大小青紫斑点，色若葡萄，发在遍体头面，乃为腑证，邪毒传胃，牙根出血，久则虚人。"

（石　李）

皮肤黏膜淋巴结综合征

【概述】

皮肤黏膜淋巴结综合征又称川崎病，是一种以全身血管炎性病变为主要病理的急性发热性出疹性疾病，临床以不明原因发热、多形红斑、球结膜充血、草莓舌和颈淋巴结肿大、手足硬肿为特征。本病好发于婴幼儿，男女比例为（1.3~1.5）：1。病程多为6~8周，绝大多数患儿经积极治疗可以康复，但尚有1%~2%的死亡率，死亡原因多为心肌炎、动脉瘤破裂及心肌梗死，有些患儿的心血管症状可持续数月至数年。

根据其起病急骤、发热及其他临床表现，可将其归属于中医学温病范畴。

【主要病因病机】

1. 卫气同病　外感温热邪毒，初犯于肺卫，蕴于肌腠，卫表不宣，酿生发热，迅速入里，热盛化热化火，阳热亢盛，炽于气分，内入肺胃，肺咽不利，咽红，皮疹显现。

2. 气营两燔　气分淫热，熏灼营血，气营两燔，热炽三焦，动血耗血。气分热盛，则高热烦渴；营分热炽，则发斑出疹；热毒随营血走窜流注可见手足硬肿；热灼血分，则血液凝滞；热炼痰凝，臖核阻络肿痛；热邪久羁，损气耗伤阴津。

3. 气阴两伤　病之后期，热势去，气虚阴津耗伤而口干唇燥，指（趾）端脱皮；气虚血脉瘀滞，故疲乏少力或心悸胸闷。

【辨证注意点】

1. 本病按卫气营血辨证。初期邪在肺卫；迅速入里化热，炽于气分，继入营血；后期气阴两伤。

2. 根据热程长短及是否有邪盛正衰、血脉瘀滞等临床症状来判断病情轻重。

3. 不同于普通温病的表现，本病血液常呈高凝状态，极易形成瘀血，因此本病病机以温邪毒热炽盛、瘀血内阻贯穿整个病程，症见斑疹色紫、手足硬肿、舌质红绛等，若是瘀血阻塞脉络，还可见心悸、胸闷等症状，因此既要着眼于温热邪毒这一病因，又要重视瘀血这一病理产物。

【辨证思路】

一、明确诊断

1. 发热　最早出现的症状，持续 5~11 天或更久（2 周至 1 个月），体温常达 39℃以上，抗生素治疗无效。

2. 双侧球结膜充血，口唇潮红，草莓舌。手足呈硬性水肿，中期手掌和足底出现潮红，10 天后在甲床皮肤交界处出现特征性指（趾）端片状脱皮。

3. 一过性颈淋巴结急性非化脓性肿胀。

4. 发热 1~4 天后躯干部出现斑丘疹或多形性红斑样皮疹。

5. 重症患儿可合并冠状动脉病变、胆囊积液、关节炎、无菌性脑脊髓膜炎、面神经瘫痪、听力丧失及高热惊厥等并发症，偶见肺梗死、虹膜睫状体炎等。

6. 实验室检查　周围血象呈白细胞总数及中性粒细胞百分数增高，或有轻度贫血，血小板在第 2 周开始增多，血液呈高凝状态。血沉明显增快；血清蛋白电泳显示球蛋白升高，尤以 α_2 球蛋白显著；C 反应蛋白增高。心电图可见多种改变，如 ST 段、T 波异常及心律失常；超声心动图在半数患者中可发现各种心血管病变，如心包积液、左心室扩大、二尖瓣关闭不全及冠状动脉扩张等。

二、鉴别诊断

疾病	鉴别
猩红热	皮肤多于发热当天或次日出疹，呈粟粒样均匀丘疹，疹间皮肤潮红，有环口苍白圈、帕氏线、贫血性划痕等特殊体征，无明显指(趾)肿胀，口唇皲裂不明显，咽拭子细菌培养可分离出A族乙型溶血性链球菌，青霉素治疗有效
幼年类风湿病	发热时间较长，可持续数周或数月，呈对称性、多发性关节炎，尤以指(趾)关节受累比较突出，类风湿因子可为阳性
渗出性多形性红斑	不规则红斑及多样性皮疹，眼、唇有脓性分泌物及假膜形成，皮疹包括斑疹、丘疹、荨麻疹和疱疹，疱疹破裂后可形成溃疡

三、辨证要点

辨卫气营血

卫气营血	表现
卫分证	症见发热，微恶风，咽红，一般较短暂
气分证	症见高热持续，口渴喜饮，皮疹布发
营分证	症见斑疹红紫，草莓舌，烦躁嗜睡

四、辨证论治

发热情况
皮疹情况
手足情况
特征性症状
舌脉象

发病急骤，持续高热
微恶风，口渴喜饮，目赤咽红，躯干皮疹显现，颈部臖核肿大，手掌、足底潮红

舌质红，苔薄，脉浮数

卫气同病

壮热不退，昼轻夜重
烦躁不宁或有嗜睡，咽红目赤，唇干赤裂，肌肤斑疹，或见关节痛，或颈部臖核肿痛，手足硬肿，随后指（趾）端脱皮

舌质红绛，状如草莓，舌苔薄黄，脉数有力

气营两燔

身热渐退
倦怠乏力，动辄汗出，咽干唇裂，口渴喜饮，指（趾）端脱皮或潮红、脱屑，心悸，纳少

舌质红，舌苔少，脉细弱不整

气阴两伤

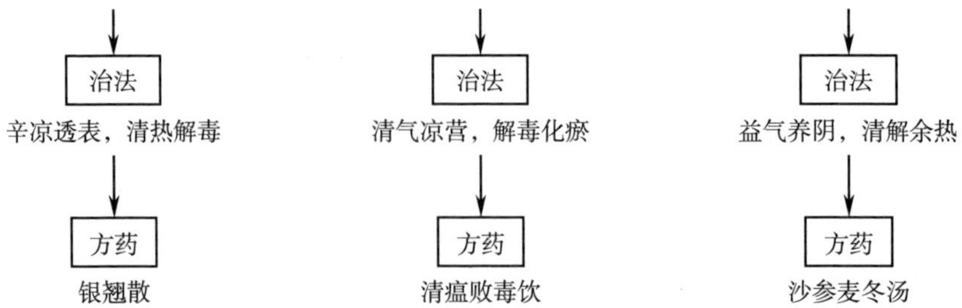

【病例思维程序示范】

病例 1

患儿，男，17 个月。2000 年 2 月 10 日初诊。

患儿因高热 1 周入院，体温达 39~40℃(耳温)，纳呆少食，神萎。查体：神清，躯干部可见斑丘疹，手掌、脚底出现弥漫性红斑，眼结膜充血明显，右颈部有黄豆大小淋巴结数个，心肺无异常发现，咽红充血，舌质红绛，苔薄白。彩色超声心动图检查显示冠状动脉扩张。入院后给予大剂量丙种球蛋白静脉注射。

辨证思维程序：

第一步：明确诊断。

患儿高热 1 周，躯干部可见斑丘疹，手掌、脚底出现弥漫性红斑，眼结膜充血明显，右颈部有黄豆大小淋巴结数个，彩色超声心动图检查显示冠状动脉扩张，符合川崎病的诊断。

第二步：辨明证型。

患儿高热不退，目赤，咽红充血，舌质红绛，属气分热盛证候之表现，同时伴见有躯干部可见斑丘疹，手掌、脚底出现弥漫性红斑等热入营血表现。热毒随营血走窜流注而致颈部淋巴结肿大，四诊合参，当属温热毒邪传入气分，热邪炽盛，蒸腾肺胃，邪毒由气及营，熏蒸营血，充斥内外，故属气营两燔证。

第三步：相关理化检查。

1. 复查血常规、C 反应蛋白　明确炎症感染情况，监测血小板有无增高。
2. 心电图　明确患儿有无明显心律失常及心肌缺血。
3. 抗链球菌溶血素 O　明确有无乙型溶血性链球菌感染。
4. 血沉　可帮助推断病变发展情况。
5. 血清蛋白电泳　对非典型川崎病的早期诊断有辅助诊断价值。

第四步:治疗。

本例患儿诊断为温病(气营两燔证),治拟清热解毒,凉血滋阴,清瘟败毒饮加减。

处方:水牛角 15g,生地黄 10g,玄参 5g,牡丹皮 5g,赤芍 5g,黄芩 5g,生石膏 15g,僵蚕 5g,生甘草 3g。

1 周后,患儿体温降至正常,纳呆少食,神萎,手足部脱皮,唇干红,面色苍白,心音低,舌质偏红。辨证为气阴两伤。

处方:炙黄芪 12g,党参 10g,玄参 5g,北沙参 10g,山药 12g,陈皮 3g,石斛 5g,炙甘草 3g。

1 周后纳食增加,神萎好转。原方加丹参 10g,当归 5g。治疗 2 周后患儿面色好转,心音正常。继用前药,2 月后复查彩色超声心动图,显示冠状动脉扩张消失。

(《现代名中医儿科绝技》)

病例 2

患儿,男,4 岁。因“发热 7 天”就诊。

患儿于 7 天前,不明诱因出现发热,呈持续性发热,体温在 38℃~40℃(耳温)波动,4 天前全身出现红色皮疹,查体:左侧颈部淋巴结肿大约 2cm × 2cm,口唇干燥,咽红充血,扁桃体Ⅱ° 肿大,草莓舌,于外院就诊查血常规 +CRP 示:WBC 12.0 × 10^9/L,N 85%,PLT 204 × 10^9/L,CRP 50mg/L,诊断为“猩红热”,予“青霉素”静脉滴注 3 天,但患儿高热不退,遂来进一步诊治。

查体:神清,精神烦躁,T39.2℃(耳温),双眼球结膜无充血,口唇干红皲裂,全身皮肤红色斑丘疹,咽红充血,双扁桃体Ⅱ° 肿大,左侧颈部淋巴结肿大约 2cm × 2cm,质硬,有触痛,心肺(–),腹软(–),手足指(趾)端硬性水肿,草莓舌,脉数有力。

辨证思维程序:

第一步:明确诊断。

患儿发病 7 天,主症为发热持续 5 天以上、口唇干红皲裂、草莓舌、手足指(趾)端硬性水肿、全身皮肤红色斑丘疹、颈部淋巴结肿大,为川崎病征象,符合川崎病的诊断。

第二步：辨明证型。

根据患儿高热不退，咽红充血，口唇干红皲裂，都是气分大热的表现，同时又有肌肤斑疹、草莓舌之热入营血表现，故属气营两燔证。

第三步：相关理化检查。

1. 超声心动图　诊断川崎病的重要检查，确定有无冠状动脉扩张及冠状动脉瘤形成。

2. 复查血常规、C 反应蛋白　明确抗感染情况，监测血小板有无增高。

3. 心电图　明确患儿有无明显心律失常及心肌缺血。

4. 抗链球菌溶血素 O　明确有无乙型溶血性链球菌感染。

5. 血沉　可帮助推断病变发展情况。

6. 血清蛋白电泳　对非典型川崎病的早期诊断有辅助诊断价值。

第四步：治疗。

本例患儿诊断为温病（气营两燔证），治拟清气凉营，解毒化瘀，方选清瘟败毒饮加减。

处方：生石膏 12g，知母 9g，水牛角 12g，牡丹皮 9g，赤芍 9g，黄芩 9g、栀子 9g，玄参 9g，生地 9g，夏枯草 9g、蒲公英 9g。

（自拟医案）

【经验方及常用中成药】

一、常用中成药

1. 双黄连口服液　用于卫气同病证。

2. 小儿化毒散　用于气营两燔证。

3. 生脉饮口服液　用于气阴两伤证。

4. 丹参滴丸　用于血瘀证。

二、经验方

1. 解毒化瘀汤（《陕西中医》）

功能：清热解毒、活血化瘀、通经活络。

主治：川崎病（气营两燔）。

组成：水牛角、金银花、连翘、地龙、生地各 10g，丹参、当归、赤芍、蝉蜕各 6g。

用法：水煎服，日 1 剂，温热服。

2. 元参牡蛎汤(《内蒙古中医药》)

功能:清热解毒、软坚散结。

主治:川崎病(气营两燔)。

组成:生牡蛎 15g,生石膏 15g,海藻 10g,昆布 10g,花粉 15g,薄荷 3g,穿山甲 6g,黄连 2g,灯心草 3g,元参 10g,焦三仙各 6g。

用法:水煎服,日 1 剂,温热服。

3. 丹参生脉饮加味(《时珍国医国药》)

功能:益气养阴、活血化瘀。

主治:川崎病(气阴两伤)。

组成:丹参、麦冬、太子参、血竭、五味子等。

用法:水煎服,日 1 剂,温热服。

【其他疗法】

一、外治疗法

金黄膏,取适量药膏涂于纱布上,敷于肿大的淋巴结上。

二、针灸疗法

主穴:翳风、颊车、外关、关冲、合谷。配穴:风池、少商,用于卫气同病;商阳、曲池、水沟、十宣,用于气营两燔。

(徐彬彬)

维生素 D 缺乏性佝偻病

【概述】

维生素 D 缺乏性佝偻病简称佝偻病,是由于儿童体内维生素 D 不足,致使钙磷代谢失常的一种慢性营养性疾病,以正在生长的骨骺端软骨板不能正常钙化,造成骨骼病变为其特征。本病常发于冬春两季,3 岁以内,尤以 6~12 个月大小婴儿发病率较高。北方地区发病率高于南方地区,工业城市高于农村,人工喂养的婴儿发病率高于母乳喂养者。本病轻者如治疗得当,预后良好;重者如失治、误治,易导致骨骼畸形,留有后遗症,影响儿童正常生长发育。

【主要病因病机】

1. 先天禀赋不足　由于孕妇起居不常,少见阳光,营养失调,或疾病影响,导致孕妇体弱,胎儿养育失宜,而使胎元先天未充,肾气不足。

2. 后天养护失宜　母乳缺乏、人工喂养、未及时添加辅食,或每日摄入食物的质和量不足,致使脾之后天不足,日久脾肾两虚,筋骨肌肉不充而发病。

3. 疾病损脾伤正　久病吐泻、反复外感,均可引起脏腑功能失调,脾肾不足,导致骨骼发育不坚。

【辨证注意点】

1. 本病以虚为主,辨证以脏腑辨证为纲,再辨病情轻重及病变部位。
2. 年幼儿、体虚儿多见。
3. 关注多汗、夜惊、烦躁等神经精神症状外,注意小儿骨骼变化。
4. 可做必要的理化检查以帮助诊断与辨证。

【辨证思路】

一、明确诊断

1. 有维生素 D 缺乏史。

2. 多见于婴幼儿,好发于冬春季。

3. 本病临床上分为以下四期。

(1) 初期:多汗、夜惊、烦躁等神经精神症状,或有发稀,枕秃等症。血生化轻度改变或正常。

(2) 激期:除上述表现外,以骨骼改变为主。骨骼改变以轻中度为多。X 线摄片见临时钙化带模糊,干骺端增宽,边缘呈毛刷状。血清钙、磷均降低,碱性磷酸酶增高。

(3) 恢复期:经治疗后症状改善,体征减轻,X 线片临时钙化带重现,血生化恢复正常,但可遗留骨骼畸形。

(4) 后遗症期:重症患儿残留不同程度的骨骼畸形,多见于 >2 岁的儿童。无其他临床症状,理化检查正常。

4. 血生化　初期血钙正常或稍低,血磷明显下降,钙磷乘积小于 30,血清碱性磷酸酶增高。激期血钙降低,碱性磷酸酶明显增高。腕部 X 线片可见干骺端模糊,临时钙化带消失,呈毛刷状或杯口状改变。

二、鉴别诊断

疾病	鉴别
脑积水（解颅）	发病常在出生后数月，前囟及头颅进行性增大，且前囟饱满紧张，骨缝分离，两眼下视，如“落日状”，X线片示颅骨穹隆膨大，颅骨变薄，囟门及骨缝宽大等
先天性甲状腺功能低下	又称克汀病、呆小病。出生3个月后呈现生长发育迟缓，明显矮小，出牙迟，前囟大而闭合晚。但患儿智力明显低下，表情呆滞，皮肤粗糙干燥，血钙磷正常，X线片示骨龄延迟，但钙化正常，查血清甲状腺素（T_4）和促甲状腺激素（TSH）可资鉴别

三、辨证要点

1. 辨脏腑

	病在脾	病在肾
佝偻病症状	佝偻病一般表现	佝偻病一般表现
其他症状	面色欠华，纳呆，便溏，反复呼吸道感染	以骨骼改变为主

2. 辨轻重

	轻	重
佝偻病症状	单有神经精神症状	不分寤寐，汗出较多，头发稀少，筋肉萎软
骨骼病变	较轻或无病变	明显

四、辨证论治

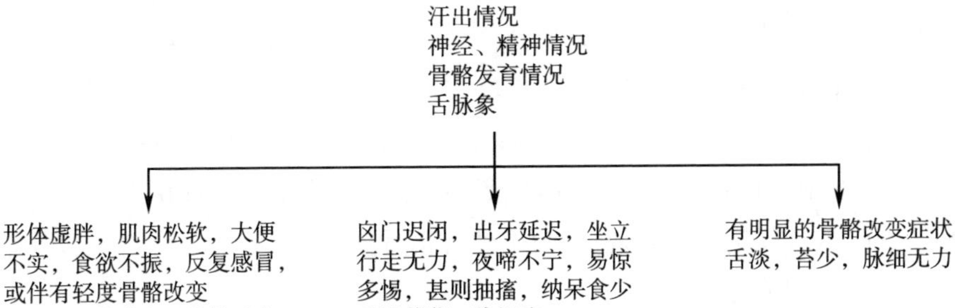

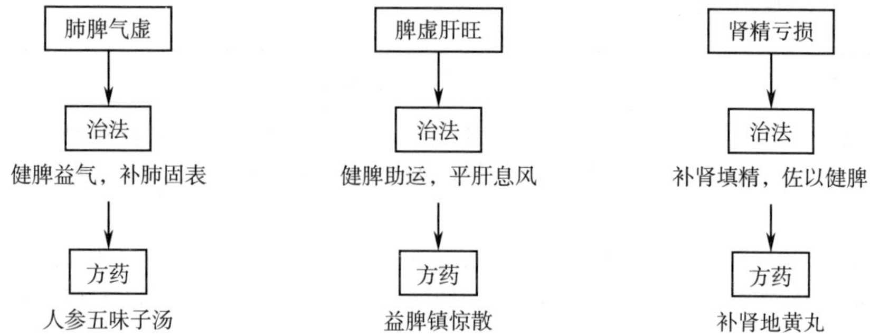

【病例思维程序示范】

患儿，男，8个月，出生体重3 200g，混合喂养。4个月前曾腹泻淡黄色稀水，此后一直食欲不振，多汗烦躁，屡经西药治疗未见好转，就诊时面色少华，形体消瘦（体重6 300g），汗多烦躁甚，夜啼易惊，食欲不佳，二便尚调。查体：前囟大，颅缝增宽，顶骨中央按压有乒乓感肋骨骺部膨大形成串珠，肋弓缘上部内陷形成肋软骨沟，腹膨隆，发疏枕秃，舌苔白腻，指纹浅淡。实验室检查：血磷3mg/dl，血钙7.3mg/dl，碱性磷酸酶45U。X线检查：长骨骨质明显稀疏，干骺端临时钙化带模糊，呈毛刷状，并有杯口变形，骨骺端见软骨球影。

辨证思维程序：

第一步：明确诊断。

患儿8个月，混合喂养，以汗多烦躁甚，夜啼易惊，纳呆，发疏枕秃，囟门开大，乒乓头，肋串珠等为主要临床表现，符合维生素D缺乏性佝偻病诊断。

第二步：辨明证型。

小儿脾常不足，加之喂养不当，易受乳食所伤，导致脾胃受损，先是出现泄泻，继而一直食欲不振，多汗烦躁，以及发展到面色少华、形体消瘦、发疏枕秃等，此乃一派脾虚之候。脾虚失抑，肝木亢旺，因而出现夜啼、烦躁、易惊等肝旺证候。脾虚及肾，后天不能滋养先天，导致肾精不足，骨髓不充，骨骼发育障碍，出现囟门开大，乒乓头，肋串珠等骨骼改变症状。舌苔白腻，指纹浅淡为之佐证。本案由脾虚而致肝旺，本虚标实，脾虚为本，肝旺为标，并累及肾，属脾虚肝旺证，虽有肾精不足表现，但尚未到肾精亏损程度。

第三步：相关理化检查。

1. 25-(OH)D_3 和 1,25-$(OH)_2D_3$ 测定　确定总体维生素D的情况，评价

钙吸收水平。

2. X线检查　明确患儿骨骼改变程度。

3. 血磷、血钙、碱性磷酸酶测定　是早期诊断小儿佝偻病的主要辅助检查。

第四步：治疗。

本例患儿诊断为脾虚肝旺证，治拟健脾平肝，自拟抗佝方。

处方：黄芪20g，苍术10g，陈皮6g，炒谷芽10g，炒麦芽10g，鸡内金10g，菟丝子20g，煅龙骨10g（先煎）。

二诊：出汗明显减少，夜啼、惊跳消失，神安纳增，体重7 100克，苔腻大部已化，X线复查：长骨骨质稀疏的情况减轻，干骺端出现新的临时钙化带。原方继服1个月，诸症消失，面现华色，体重7 750克，苔净。血磷4.5mg/dl，血钙9mg/dl，碱性磷酸酶25.5U。X线检查示：长骨骨质密度正常，临时钙化带增厚，杯口状逐渐变平，干骺端部分骨质致密。

（《中医杂志》）

【经验方及常用中成药】

一、常用中成药

1. 龙牡壮骨颗粒　用于各证型。

2. 玉屏风颗粒　用于肺脾气虚证以肺虚为主者。

3. 六味地黄丸　用于肾精亏损证。

二、经验方

1. 四君子汤加减（《新中医》）

功能：益气健脾。

主治：肺脾气虚证。

组成：人参、党参、白术、茯苓、法半夏各10g，柴胡、佛手各15g，陈皮、炙甘草各5g。

用法：水煎服，日1剂，温热服。

2. 资生丸颗粒剂（《新中医》）

功能：健脾益气。

主治：肺脾气虚证。

组成：太子参、山药、白术、炒白扁豆、薏苡仁、山楂、焦六神曲、炒麦芽、藿香、莲子、茯苓、芡实、泽泻各10g，白豆蔻、黄连、甘草各3g，桔梗、陈皮各6g。

用法：温开水冲服，日1剂，温热服。

3. 参芪健儿汤(《中外妇儿健康》)

功能：健脾柔肝、补气养血、运脾开胃。

主治：脾虚肝旺证。

组成：太子参、黄芪、当归、山楂、茯苓、红枣、白芍、陈皮。

用法：水煎服，日1剂，温热服。

4. 补肾健骨散(《现代中西医结合杂志》)

功能：补肾益肝、强筋壮骨。

主治：肝肾不足证。

组成：熟地、山药、山萸肉、炒杜仲、珍珠母。

用法：水煎服，日1剂，温热服。

【其他疗法】

一、推拿疗法

1. 自头面部开始轻柔地推拿患儿全身，按照头面部、胸腹部、背部、四肢及臀部的顺序，重点按摩患儿的重要穴位及有病变的骨骼关节，每日推拿2次，共30天。

2. 小儿推拿主要是揉补脾经及胃经来治疗，采用运水入土的方法，揉中脘100次，按摩足三里、三阴交、脾俞及胃俞等穴位，摩腹5分钟。每天捏脊5次。

二、捏脊疗法

1. 从幼儿的尾骶部正中开始，沿脊柱向上捏脊至大椎穴，先做3遍，做第4遍时做三捏一提的动作；之后按揉脾俞、胃俞穴各50次；最后轻轻抚摸后背，使患儿肌肉放松，6天为1个疗程，共治疗4个疗程。

2. 从尾骶骨长强穴至第七颈椎大椎穴做拨捏动作，两手同时向前移动，自长强穴至大椎穴为1次，每次连续捏脊3~5次。

三、火针疗法

将火针快速、准确地刺入患儿骨骼畸形部位(串珠、鸡胸、漏斗胸、龟背等处为主)，针刺深度为1mm左右，不留针，迅即出针，每间隔4~5mm一针，每10天行针一次，每3次为1个疗程，疗程间休息2~3天，再行下个疗程，治疗2~3个疗程。

【经典原文】

《诸病源候论·小儿杂病诸候》:"小儿始生,肌肤未实,不可暖衣,暖甚则令筋骨缓弱;宜频见风日。若不见风日,则肌肤脆软,易得损伤。当以故絮着衣,勿加新绵,天气和暖无之时,抱出日中嬉戏,数见风日,则血凝气刚,肌肉硬密,可耐风寒,不致疾病。"

《静安慈幼心书》:"佝偻病的形成,可分为先天和后天两种因素,但尤以后天因素为主。病位主要在脾肾;病性责之于虚,治疗当以补字着眼,这是本病证治之纲要……现在小儿,由于乳食哺喂不足者少,伤食损害脾胃受纳运化气机者多,故不可因本病属虚,横亘在心,强食以补,适得其反……常沐浴阳光,肌强骨健,也是本病防治要法……但骨骼变形,乃是重症晚期的表现,故证治可分轻证和重证,而且应与药食同治和调护密切配合,方才取得良好的效果。"

(徐彬彬)

蛔 虫 病

【概述】

蛔虫病是感染蛔虫卵引起的小儿常见肠道寄生虫病,以脐周疼痛,时作时止,饮食异常,大便下虫,或粪便镜检有蛔虫卵为主要特征。成虫寄生小肠,劫夺水谷精微,妨碍正常的消化吸收,严重者影响儿童生长发育。本病无明显的季节性。农村感染率高于城市,这与粪便污染和卫生习惯不良有密切关系。小儿由于脾胃薄弱,未养成良好的卫生习惯,故感染率高于成人,尤多见于 3~10 岁的儿童。蛔虫寄生肠道可出现不同表现,轻者可无症状,或仅见脐周时有疼痛;重者可能出现并发症,其中以蛔厥证、虫瘕证多见,应积极救治。

【主要病因病机】

蛔虫病的发生,主要是吞入了感染性蛔虫卵所致。

1. 虫踞肠腑　蛔虫寄居肠内,频频扰动,致肠腑不宁,气机不利。

2. 虫窜入膈　蛔虫好动而尤喜钻孔,特别是受到某些刺激,如寒温不适,使蛔虫受扰时,更易在肠腑中窜动。最常见为蛔虫上窜入膈,钻入胆道而发生蛔厥。

3. 虫聚成瘕　蛔虫性喜团聚。若大量蛔虫壅积肠中，互相扭结，聚集成团，可致肠道阻塞，格塞不通，形成虫瘕。

【辨证注意点】

1. 本病以六腑辨证为纲，多为实证。肠虫证最为多见。

2. 腹痛多围绕脐周，绵绵作痛，时发时止，为肠虫证。

3. 腹痛疼痛剧烈，发作突然，位于剑突下或右上腹，呈阵发性剧烈绞痛，痛时肢冷汗出，多有呕吐，且常见呕吐胆汁和蛔虫，为蛔厥证。注意区分寒热。

4. 腹部剧痛不止，阵发性加重，腹部可扪及条索状或团状包块，伴有剧烈呕吐，大便多不通，为虫瘕证。

【辨证思路】

一、明确诊断

1. 可有吐蛔、排蛔史。

2. 反复脐周疼痛，时作时止，腹部按之有条索状物或团块，轻揉可散，食欲异常，形体消瘦，可见挖鼻、咬指甲、睡眠磨牙、面部白斑。

3. 合并蛔厥、虫瘕，可见阵发性剧烈腹痛，伴恶心呕吐，甚或吐出蛔虫。蛔厥者，可伴有畏寒发热，甚至出现黄疸。虫瘕者，腹部可扪及虫团，按之柔软可动，多见大便不通。

4. 大便病原学检查　应用直接涂片法或厚涂片法或饱和盐水浮聚法检出粪便中蛔虫卵，即可确诊，但粪检未查出虫卵也不能排除本病。

二、鉴别诊断

疾病	鉴别
肠系膜淋巴结炎	常有上呼吸道感染、肠道感染、颈部淋巴结炎等病史。以腹痛为主要症状，右下腹隐痛或痉挛性疼痛多见，压痛点不固定，无腹肌紧张感。部分患者可伴有恶心、呕吐、腹泻或便秘。本病常反复发作，呈自限性
急性阑尾炎	腹痛是小儿急性阑尾炎的主要症状，但临床发病初始时常以哭闹不安、面色苍白和身体蜷缩为主要表现。消化道症状如恶心、呕吐、腹胀、腹泻等易于与蛔虫病相混淆，但本病常伴高热、精神萎靡、寒战、惊厥及中毒性休克等表现。右下腹局限的固定压痛、肌紧张是重要体征，结合血尿粪常规、腹部 X 线立位平片、CT 等检查不难与蛔虫病相鉴别

三、辨证要点

辨腹痛特性

	腹痛特性
肠虫症	以发作性脐周腹痛为主要症状
蛔厥证	腹痛在剑突下或右上腹，呈阵发性剧烈绞痛
虫瘕者	腹部剧痛不止，阵发性加重，腹部可扪及活动性条索感或团状包块

四、辨证论治

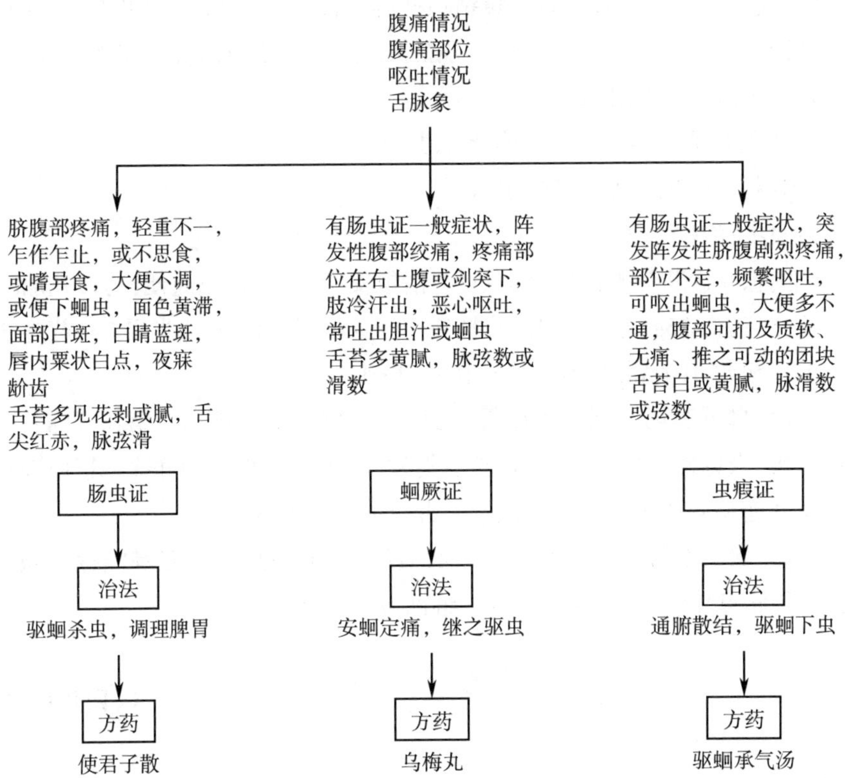

【病例思维程序示范】

患儿，女，12岁。因“腹痛呕吐3天”就诊。

患儿面色苍白，痛苦表情，形寒肢冷，腹部疼痛，以右上腹钻顶样阵发性疼痛为剧，痛则跪拜嚎叫难忍，局部拒按，伴呕吐，先吐食物残渣，后吐清水，继吐苦水，腹胀满，有压痛，可扪及数个条索状物，面部有虫斑，舌苔舌质正常，疼痛时脉数，痛止脉缓。既往有腹痛病史。因家境贫困未诊治，延误至今。B超检查：右上腹胆囊、胆管发现条状强光带。

辨证思维程序：

第一步：明确诊断。

患儿右上腹钻顶样阵发性疼痛，形寒肢冷，伴有呕吐，腹部可扪及数个条索状物，面部有虫斑，有腹痛病史，符合胆道蛔虫病诊断。

第二步：辨明证型。

根据患儿腹部疼痛，以右上腹钻顶样阵发性疼痛为剧，局部拒按，伴呕吐，先吐食物残渣，后吐清水，继吐苦水等症状、体征，为虫窜入膈。属蛔厥证。

第三步：相关理化检查。

1. 大便病原学检查　排除有无蛔虫卵。

2. B超　明确有无胆道蛔虫病。

第四步：治疗。

本例患儿诊断为蛔虫病（蛔厥证），治拟安蛔定痛，驱虫通便，乌梅丸加减。

处方：乌梅25g，北细辛2g，桂枝6g，干姜6g，川椒4g，法半夏7g，黄连5g，川楝12g，槟榔10g，雷丸10g，大黄10g。3剂。

二诊：自诉服第一剂后大便缓泻，每日有数条蛔虫排出。第3日痛止，第四日停药，未见蛔虫排出，第五日腹痛复发，除无上腹部钻顶样痛，其他症状同前。经B超检查胆道内未见蛔虫影。继以原方再服3剂。

三诊：服药3日内，大便缓泻，每日有数条蛔虫排出，腹胀满痛逐日减轻，下腹部稍胀有压痛，条索状物减少。继前方3剂而痊愈。

（《四川中医》）

【经验方及常用中成药】

一、常用中成药

1. 化虫丸　用于肠蛔虫证。

2. 复方鹧鸪菜散　用于肠蛔虫证。

3. 使君子丸　用于肠蛔虫证。

4. 乌梅丸　用于蛔厥证。

5. 健儿药片　用于虫瘕证。

二、经验方

1. 扫虫煎(《四川中医》)

功能:辛开苦降,驱蛔止痛。

主治:蛔厥证。

组成:乌梅 50g,黄连 16g,青皮、台乌药、广木香各 12g,川楝子 15g,槟榔 18g,蜀椒、吴茱萸各 6g,小茴香、榧子各 10g。

用法:水煎服,日 1 剂,空腹温热服,或少量顿服。

2. 大柴胡汤(《四川中医》)

功能:杀虫,理气,利胆,泻下。

主治:蛔厥证。

组成:柴胡 15g,黄芩 20g,枳实 15g,白芍 60g,法夏 10g,大枣 10g,茵陈 20g,川楝子 10g;生大黄 20g。

用法:水煎服,日 1 剂,温热服。生大黄泡鲜开水服,服至解稀大便时减量。

3. 甘草粉蜜汤(《中国乡村医生杂志》)

功能:安蛔止痛。

主治:蛔厥证、虫瘕证。

组成:蜜糖 100g,甘草 50g,米粉 30g。

用法:甘草水煎,取汁约 250ml,与米粉和蜜糖拌匀,文火煮沸成糊状,待温即服。

4. 逍遥散加减(《中国医药导报》)

功能:疏肝理气,安蛔驱虫。

主治:蛔厥证。

组成:党参 16g,木香 12g,延胡索 12g,香附 12g,白芍 20g,川楝子 12g,半夏 12g,柴胡 12g,生姜 16g,薄荷 10g,云苓 24g,白术 12g,当归 12g,甘草 10g,槟榔 60g,楝根白皮 12g。

用法:水煎服,日 1 剂,温热服。

【其他疗法】

一、推拿疗法

1. 按压上腹部剑突下 3~4cm 处,手法先轻后重,一压一推一松,连续操作

7~8 次，待腹肌放松时，突然重力推压一次，若患儿腹痛消失或减轻，表明蛔虫已退出胆道。用于蛔厥证。

2. 用掌心以旋摩法顺时针方向按摩患儿脐部，手法由轻到重。如虫团松动，但解开较慢，可配合捏法帮助松解。一般按摩 30~40 分钟后，虫团即可松解，腹痛明显减轻，梗阻缓解。用于虫瘕证。

二、外治疗法

1. 新鲜苦楝皮200g，全葱100g，胡椒20粒。共捣烂如泥，加醋150ml，炒热，以纱布包裹，置痛处，反复多次，以痛减为度。用于蛔虫腹痛。

2. 苦楝皮 10g，槟榔 10g，莱菔子 10g，瓜蒌 10g，茵陈 10g，番泻叶 5g，陈皮 3g。水煎取液 150~300ml，每日 1 剂，分两次保留灌肠，2 日为 1 个疗程。用于虫瘕证。

三、针灸疗法

天枢，中脘，足三里，内关，阳陵泉，用于肠蛔虫证；迎香透四白，中脘透梁门，大横，胆俞，脾俞，足三里，用于蛔厥证。

【经典原文】

《景岳全书·诸虫》所说：“或由湿热，或由生冷，或由肥甘，或由滞腻，皆可生虫……然以数者之中，又惟生冷生虫为最。”

《灵枢·厥病》：“肠中有虫瘕及蛟蛔……心肠痛，憹侬作痛，肿聚，往来上下行，痛有休止，腹热喜渴涎出者，是蛟蛔也”。

《伤寒绪论》卷下：“凡人胃脘忽痛忽止，身上乍热乍凉，面上作赤作白，脉倏乱倏静，口中吐沫不食者，便是蛔厥之候”。

（徐彬彬）

黄　疸

【概述】

黄疸是诸疸的总称，以目黄、身黄、小便黄为主要症状的病证，其中以目黄为诊断本病的主要依据。其中婴儿出生后皮肤面目出现黄疸为特征，因与胎禀因素有关，则称“胎黄”或“胎疸”。黄疸包括生理性黄疸与病理性黄疸两大类，其中生理性黄疸多可自愈，本节主要讨论病理性黄疸，包括新生儿黄疸和婴儿肝炎综合征等。

【病因病机】

1. 湿热郁蒸　由于孕母素体湿盛或内蕴湿热之毒，遗于胎儿，或因胎产之时，出生之后，婴儿感受湿热邪毒所致。热为阳邪，故黄色鲜明如橘皮。

2. 寒湿阻滞　若小儿先天禀赋不足，脾阳虚弱，湿浊内生；或生后为湿邪所侵，湿从寒化，可致寒湿阻滞。为阴邪，故黄色晦暗。

3. 气滞血瘀　部分小儿禀赋不足，脉络阻滞，或湿热蕴结肝经日久，气血郁阻，可致气滞血瘀而发黄。此因气机不畅，肝胆疏泄失常，络脉瘀积而致，故黄色晦暗，伴肚腹胀满，右胁下结成痞块。

此外，尚有因先天缺陷，胆道不通，胆液不能疏泄，横溢肌肤而发黄。

【辨证注意点】

1. 辨证首分生理性与病理性黄疸。

2. 辨阴阳　区分阴黄、阳黄。

3. 辨轻重　注意观察皮肤、巩膜、小便黄染情况，注意精神、体温、呼吸等情况。

【辨证思路】

一、明确诊断

1. 病史　孕母可有内蕴湿热之毒或阳虚寒湿，或滥用药物病史，或患儿胎产之时有感受湿热或寒湿病史。

2. 临床表现　黄疸出现早（出生 24 小时内），发展快，黄色明显，也可消退后再次出现，或黄疸出现迟，持续不退，日渐加重。肝脾可见肿大，精神倦怠，不欲吮乳，大便或呈灰白色。

3. 辅助检查

（1）血清胆红素、黄疸指数显著增高。

（2）尿胆红素阳性，尿胆原试验阳性或阴性。

（3）母子血型测定，可检测因 ABO 或 Rh 血型不合引起的溶血性黄疸。

（4）肝功能可正常。

（5）肝炎综合征应做肝炎相关抗原抗体系统检查。

二、鉴别诊断

1. 生理性黄疸与病理性黄疸

鉴别点	生理性	病理性
出现时间	生后第 2~3 天	黄疸出现早（出生后 24 小时以内或出现过迟）
消退时间	足月儿 <2 周 早产儿 3~4 周	足月儿 >2 周 早产儿 >4 周或退而复现
黄疸程度	血清胆红素 足月儿 <220.5μmol/L 早产儿 <256.5μmol/L	血清胆红素 足月儿 >221μmol/L 早产儿 >257μmol/L
进展情况	每日血清胆红素增加值 <85μmol/L	每日血清胆红素增加值 >85μmol/L
伴随症状	无其他临床症状	有其他症状，如精神倦怠，不欲吮乳，大便或呈灰白色等；有原发疾病表现

2. 不同疾病所引起的病理性黄疸

病名	黄疸出现时间	黄疸持续时间	黄疸类型	临床表现
新生儿溶血	生后 24 小时内或出生第 2 天	1 个月或更长	溶血性，以非结合胆红素升高为主	贫血，肝脾大，母婴血型不合，严重者并发胆红素脑病
母乳性黄疸	生后 4~7 天	2 个月左右	非结合胆红素升高为主	不伴其他临床症状
新生儿败血症	生后 3~4 天或更晚	1~2 周或更长	早期呈溶血性，以非结合胆红素升高为主；也可伴随肝细胞性	感染中毒症状
红细胞葡萄糖-6-磷酸脱氢酶（G-6-PD）缺乏症	生后 2~4 天	12 周或更长	溶血性，以非结合胆红素升高为主	贫血，常有发病诱因
新生儿肝炎	生后数日到数周	4 周或更长	阻塞性及肝细胞性，结合胆红素升高为主	黄疸和大便颜色有动态变化，伴谷丙转氨酶升高
胆道闭锁	生后 1~3 周	持续升高不退	阻塞性，结合胆红素升高	早期一般情况良好，晚期发生胆汁性肝硬化

三、辨证要点

辨阳黄与阴黄

	阳黄	阴黄
病程	短	长,或由阳黄转化而来
起病方式	快	慢
发展情况	逐渐加重后再变浅或持续加深	阳黄持续不解或治疗不当转化而来
诱因	外感或饮食不当	先天不足,肝脾失调
特点	肤黄色泽鲜明,舌苔黄腻	色泽晦暗,便溏色白,舌淡苔腻

四、辨证论治

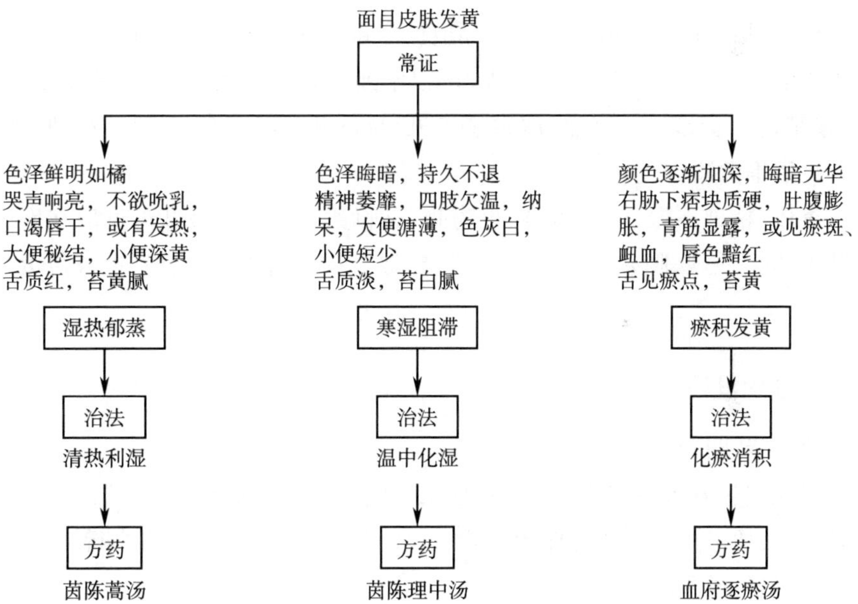

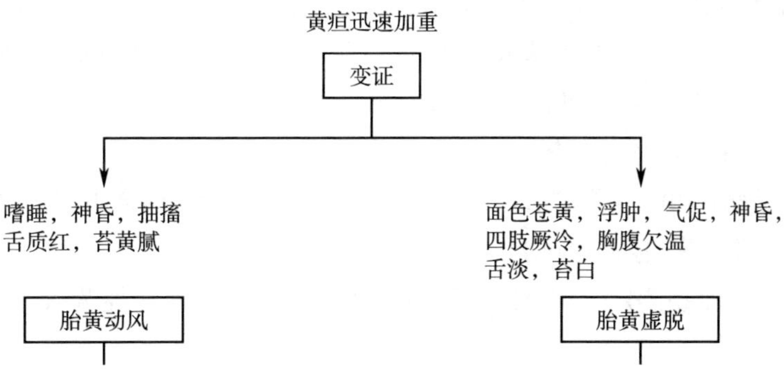

治法
平肝息风
利湿退黄
方药
羚角钩藤汤
治法
大补元气
温阳固脱
方药
参附汤合生脉散

【病例思维程序示范】

患儿，男，2 月龄。因“全身发黄 1 个月余”就诊。

患儿足月顺产，第一胎。生后 6 天双目见黄，渐及全身，以生理性黄疸调护。至 22 日龄黄疸未减反重，不思乳食，尿黄加深，大便色淡灰白。外院就诊疑为“新生儿肝炎综合征”，外科认为先天性胆管阻塞的可能性大，建议手术治疗，遂来进一步诊治。查血、尿常规未见异常；肝功能正常；B 超提示：肝脏增厚并见密集微波。

查体：精神不振，全身黄染、色晦暗，巩膜黄染，腹满，腹部可见散在瘀斑，肝肋下 3cm 质硬，脾未触及，心肺未见异常。唇色偏黯，舌质淡，舌苔薄黄，指纹淡。

辨证思维程序：

第一步：明确诊断。

患儿出生 6 天后出现黄疸，黄疸 >2 周未退，逐渐加重，伴有精神不振，不思乳食，大便呈淡灰白色等伴随症状，符合病理性黄疸（胎黄）的诊断。

第二步：辨明证型。

根据患儿病程较长，色泽晦暗无华，黄疸逐渐加重，属于阴黄证；湿热郁蒸发黄，毒结肝胆成瘀，瘀久结成痞块，故有腹满、瘀斑、肝肋下 3cm 质硬等有形瘀积的临床表现。辨证属瘀积发黄证。

第三步：相关理化检查。

1. 复查肝功能　测定血清总胆红素、非结合胆红素、结合胆红素水平。

2. 尿胆红素、尿胆原试验。

3. 母子血型测定　因 ABO 或 Rh 血型不合引起的溶血性黄疸，明确溶血的类型。

4. 病原学检查　怀疑肝炎综合征者应做肝炎相关抗原、抗体检查，或做TORCH检测，以明确病原体感染的类型。

5. 血培养　对怀疑由感染所引起的黄疸应做血培养检测，以明确病原体。

6. 复查B超或行腹部CT检查　明确是否为先天性胆道闭锁者。

第四步：治疗。

本例患儿诊断为胎黄（瘀积发黄证），治拟化瘀散结，佐以祛湿理气之法，方用自拟方。

处方：郁金5g，丹参5g，桃仁5g，泽兰5g，瓦楞子5g，佛手5g，茵陈蒿5g，白术5g，白鲜皮5g。

（《国医大师王烈学术经验婴童系列丛书：婴童医案》）

【经验方及常用中成药】

一、常用中成药

1. 茵陈五苓丸　用于湿热郁蒸证。

2. 茵栀黄口服液　用于湿热郁蒸证。

3. 清肝利胆口服液　用于湿热郁蒸证。

二、经验方

1. 解毒退黄汤（《新中医》）

功能：清热解毒，利胆退黄，利湿祛邪。

主治：胎黄（湿热郁蒸证）。

组成：茵陈10g，穿心莲、车前草、野菊花（后下）、鱼腥草、大青叶（后下）各6g，栀子、黄芩、黄柏各5g，甘草3g，大黄2g。

用法：每天1剂，以水煎至20ml，每次2.5ml，于喝奶前30分钟口服，每天8次。

2. 茵钱退黄汤（《中国中医药科技》）

功能：清热祛湿，疏肝利胆退黄。

主治：胎黄（湿热郁蒸证）。

组成：茵陈5g，金钱草5g，栀子2g，大黄2g，龙胆草2g，白术5g，茯苓4g，猪苓4g，泽泻4g，生地黄5g，甘草2g。

用法：每天1剂，水煎取汁，少量多次喂服。

3. 祛瘀活血补肾方(《光明中医》)

功能:理气活血,补肾益气。

主治:胎黄(瘀积发黄证)。

组成:茵陈 18g,酒大黄 3g,丹参 12g,炒栀子 12g,黄芩 15~18g,菟丝子 15g,续断 15g,甘草 6g。

用法:每天 1 剂,每次 20ml,早晚 2 次分服。

4. 胎黄灵(《中国民间疗法》)

功能:健脾化湿,活血祛瘀,利胆退黄。

主治:胎黄(各证,随证加减)。

组成:茯苓、猪苓、茵陈各 2g,当归、赤芍各 1.5g,生地黄、竹茹、甘草各 1g。

用法:水煎频服,每 2 小时温服 2ml,每剂服用 2 天,2 天为 1 个疗程。

【其他疗法】

一、灌肠疗法

茵陈 15g,栀子 10g,大黄 6g,白芍 10g,白术 10g,茯苓 10g,郁金 10g(中药配方颗粒)。将上诉药物用开水 15ml 左右混匀,凉至 37℃左右,保留灌肠,每日或隔日 1 次。3~5 天为 1 个疗程。用于湿热郁蒸证。

二、药浴疗法

茵陈 20g,田基黄 20g,垂盆草 15g,大黄(后下)20g,虎杖 20g,黄芩 20g,郁金 20g,茯苓 20g,甘草 10g。加水浸泡 20 分钟,煎煮 3 次,同时提取挥发油,每次沸后 2 小时,合并煎液、滤过,滤液静置 24 小时,去上清液,加入挥发油。每次取 100ml,用温水稀释至 5 000~10 000ml,浸泡 20~30 分钟,每日 2 次。用于湿热郁蒸证。

【经典原文】

《幼科铁镜·辨胎黄》:“胎黄,由娠母感受湿热,传于胎儿,故儿生下,面目通身皆如金黄色。”

《临证指南医案·疸》:“阴黄之作,湿从寒水,脾阳不能化热,胆液为湿所阻,渍于脾,浸淫肌肉,溢于皮肤,色如熏黄。”

《张氏医通·黄疸》:“诸黄虽多湿热,然经脉久病,不无瘀血阻滞也。”

(张超群)

湿　疹

【概述】

湿疹是由多种内外因素引起的一种具有明显渗出倾向的炎症性皮肤病，临床以皮损形态多样，对称分布，剧烈瘙痒，有渗出倾向，反复发作为特点。本病任何年龄均可发生，发于2岁以内的又称“奶癣”“胎疮”，多在出生后1~3个月发病，一般1~2岁之后逐渐减轻，大多自愈，少数可迁延不愈，无明显季节性，患儿常有家族过敏史。

【主要病因病机】

1. 胎火湿热　小儿若先天禀赋不足，胎火湿热遗留，加之孕母喜食辛辣香燥之物，湿热内蕴，蕴阻于肌肤发为湿疹。

2. 脾虚湿蕴　若孕母体弱多病，可致胎儿素禀脾胃不足，或后天调护失宜，致脾虚不运，皆致聚生内湿。脾虚湿蕴，与风邪相合，外发肌肤，发为奶癣。

3. 血虚风燥　患儿脾胃虚弱，运化失职，气血生化乏源，阴血亏虚，不能濡润肌肤，血虚生风，外发皮疹，奶癣干燥痒甚。

【辨证注意点】

1. 辨皮损形体　皮损有干湿之别。

2. 辨属性　本病为风、湿、热邪搏结，应根据皮损特点辨其风、湿、热三证之偏重。

3. 辨病程　根据皮疹形态辨病程，分为急性、亚急性、慢性三类。

【辨证思路】

一、明确诊断

1. 病史　患儿常有家族过敏史，或有哮喘、过敏性鼻炎等病史。

2. 临床表现：

（1）分为急性、亚急性、慢性三类。急性者起病急，好发于患儿头面部，严重者可延及躯干和四肢，常对称分布，皮损形态多样。皮肤初为丘疹及红斑，很快变成丘疱疹及小水疱，疱破后糜烂，有明显的黄色渗液或覆以黄白色浆液性痂，逐渐向四周蔓延。亚急性者红肿、渗液减轻，但仍可有丘疹和少量丘疱疹，糜烂面结痂、脱屑，时间较长的皮损可有轻度浸润。慢性者皮肤粗糙肥厚，以干燥、脱屑、苔藓样变为主，常反复发作。

（2）皮损有脂溢性、湿性、干性之分。

（3）多伴有明显瘙痒，甚至剧痒，搔抓、热水烫洗等可致皮损加重；皮疹泛发而严重的患儿可伴有睡卧不安、烦躁啼哭、食欲减退、低热等全身症状。

3. 辅助检查　血常规检查可有嗜酸性粒细胞增多，部分患儿可有血清IgE增高。

二、鉴别诊断

疾病	鉴别
接触性皮炎	皮肤或黏膜接触外源性物质后发生的炎性反应。常有明显的病因，皮损多限于接触部位，形态单一，境界清楚，伴瘙痒或灼热感，去除病因后则较快痊愈。尿布皮炎是接触性皮炎的一种特殊类型，仅发生在肛门周围及臀部、大腿等与尿布相接触的部位，多为边界清楚的红斑，或有散在丘疹或疱疹
脓疱疮	具有传染性，多发于夏季，常见于颜面、四肢等暴露部位，以发生水疱、脓疱，易破溃结脓痂为特征

三、辨证要点

1. 辨皮损形态

分类	年龄	形态特点	辨证
脂溢性	1~3月	皮肤潮红，被覆黄色油腻性鳞屑，可有黄色发亮的结痂，有轻度糜烂	风、湿、热三证俱存
湿性	3~6月	可见红斑、丘疹、水疱、片状糜烂渗出，黄浆液性结痂，易继发感染，瘙痒剧烈	
干性	6月~1岁以上	皮损潮红、干燥、脱屑，或有丘疹合片状浸润，常反复发作	血虚风燥

2. 辨属性

	皮疹特点
湿热俱盛	皮疹以红斑，水疱，糜烂为主
湿盛	皮疹以水疱、糜烂、渗液为主
风盛	瘙痒明显

四、辨证论治

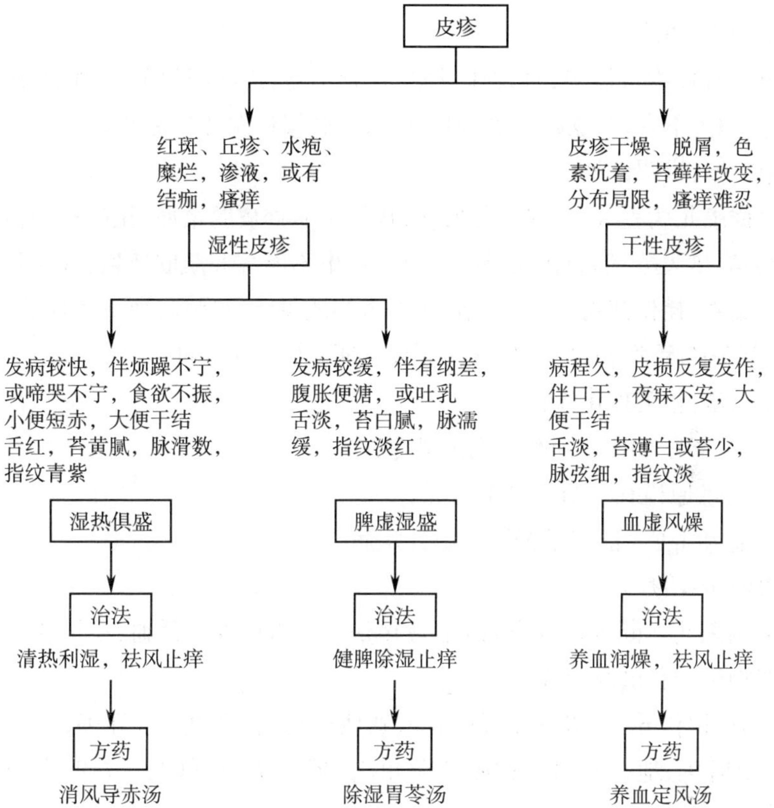

【病例思维程序示范】

患儿，张某，男，3岁1个月，因"全身散发红色斑丘疹1年，加重2日"就诊。

家长诉患儿1年前进食过敏食物后周身皮肤出现红色丘疹，以面部、双肘窝、双腘窝为甚，伴剧烈瘙痒，搔破后局部有糜烂渗液，夜不能寐，外用激素药膏后缓解，但反复发作、迁延不愈。2日前患儿进食芒果后症状加重，斑丘疹瘙痒剧烈，纳食欠佳，二便尚调。

查体：神清，全身布满红色皮疹，局部有少量渗出，面部、腹部、皮肤褶皱处皮肤增厚，见鳞屑，有色素沉着，瘙痒明显。舌质淡红、有少量瘀斑，苔薄白，脉沉细。

辨证思维程序：

第一步：明确诊断。

患儿有食物过敏史，且发作反复、迁延不愈，皮肤粗糙肥厚，脱屑，伴有明显瘙痒，睡卧不安、食欲减退等全身症状，符合慢性湿疹的诊断。

第二步：辨明证型。

根据患儿病程久，皮损反复发作，皮肤褶皱处皮肤增厚，见鳞屑，有色素沉着，皆为湿热久蕴，郁而化火，耗伤津血，血虚不能濡养肌肤所致；迁延日久，肌肤失其濡养，耗伤津血，久病入络，久瘀入络故见舌有瘀斑，血虚生风故瘙痒明显，夜寐不安，舌淡苔薄白，脉沉细。故辨证为血虚风燥证。

第三步：相关理化检查。

1. 血常规、CRP　判断有无感染存在。

2. 过敏原检查　明确过敏情况。

3. 血清 IgE　证实是否属过敏性疾病。

第四步：治疗。

本例患儿诊断为慢性湿疹（血虚风燥证），治拟养血活血，祛风止痒，方用桃红四物汤合五虫散加减。

处方：桃仁 6g，红花 3g，当归 10g，熟地黄 9g，白芍 9g，赤芍 9g，川芎 9g，蝉蜕 6g，全蝎 9g，地龙 9g，僵蚕 9g，土鳖虫 3g，紫草 9g，甘草 6g。7 剂，每日 1 剂，水煎服，每日 2 次。

（《中医儿科杂志》）

【经验方及常用中成药】

一、常用中成药

1. 消风止痒颗粒　用于湿热俱盛型。

2. 防风通圣丸　用于湿热俱盛型。

3. 二妙丸　用于湿热俱盛型。

二、经验方

1. 小儿化湿汤（《浙江中医杂志》）

功能：健脾消导，清热化湿。

主治:湿疹(脾虚湿盛证)。

组成:茯苓、白术、炒莱菔子、黄芩各 9g,滑石 12g,陈皮、焦槟榔、鸡内金、生地、丹皮、甘草各 6g。

用法:每日 1 剂,水煎至 200ml,分 3~5 次服完。

2. 荆蝉祛风汤(《上海中医药杂志》)

功能:清热利湿,祛风止痒。

主治:湿疹(诸证)。

组成:荆芥、蝉衣、乌梢蛇、赤芍、苦参各 6g,牡丹皮、白鲜皮、金银花各 9g,地肤子 12g,蒲公英、土茯苓各 15g。

用法:每日 1 剂,煎煮 2 次,药液混合浓缩。1~6 个月患儿,每日 3 次,每次 10ml;6~12 个月患儿,每日 3 次,每次 20ml,温服。

3. 清热除湿汤(《云南中医中药杂志》)

功能:清热除湿。

主治:湿疹(湿热俱盛证)。

组成:紫草、薏苡仁、茯苓、蝉蜕、苦参各 10g,金银花、蒲公英各 15g,黄柏、黄连各 5g,生地 8g。

用法:每日 1 剂,水煎 2 次,煮沸后 30 分钟,取汁 50ml,两煎药汁混合共为 100ml,每日 3 次,口服。

4. 三花汤(《中医儿科杂志》)

功能:清热祛湿,祛风解毒,凉血止痒。

主治:湿疹(诸证)。

组成:阴地蕨(小春花)、金银花、菊花、金线莲、苍术、石菖蒲、紫草、防风各 3~5g,生地黄、白鲜皮各 4~6g,甘草 2~4g。

用法:每日 1 剂,水煎 2 次,早晚分服。

【其他疗法】

一、中药外用

1. 膏剂

(1) 青香散:青黛、黄柏各 15g,煅石膏 30g,三味药共为细末后,以麻油或橄榄油调和外涂于湿疹部,每天 2~3 次。

(2) 羌月乳膏:适用于亚急性湿疹、慢性湿疹。外用适量涂于患处,每天 2~3 次。

2. 溻渍法

（1）急性期仅有潮红、丘疹，无糜烂、渗出时，可选用三黄洗剂或炉甘石洗剂外搽；红肿渗液明显时，选用10%黄柏溶液或复方黄柏液湿敷。

（2）急性期出现瘙痒，红斑、丘疹、水疱、糜烂、渗出者，用皮肤康洗液，外搽皮损处，或稀释5倍后湿敷于患处，每日2次。

二、敷脐疗法

取中药消风导赤散（地黄，赤茯苓，牛蒡子，白鲜皮，金银花，薄荷，木通，黄连，荆芥，肉桂，甘草），将其粉碎混合成药末，每次取适量填脐，外用纱布固定，隔日换药，7日为1个疗程。

【经典原文】

《诸病源候论·小儿杂病诸候六·癣候》："癣病，由风邪与血气相搏于皮肤之间不散……小儿面上癣，皮如甲错起，干燥，谓之奶癣。"

《圣济总录》："皮肤顽厚，则变诸癣……又或在面上，皮如甲错干燥，谓之奶癣。"

《外科正宗·奶癣》："奶癣，儿在腹中，母食五辛，父餐炙煿，遗热于儿，生后头面遍身为奶癣，流脂成片，睡卧不安，瘙痒不绝。"

（张超群）

参考文献

[1] 刘弼臣．刘弼臣临床经验辑要[M]. 北京:中国医药科技出版社,2002.

[2] 李鑫,但晓燕,彭文禹,等．田理教授肺脾同治法治疗小儿鼻鼽经验拾珍[J]. 四川中医,2016,34(04):9-11.

[3] 邹建华,汪受传．汪受传教授自拟消风宣窍汤治疗小儿鼻鼽经验[J]. 成都中医药大学学报,2018,41(4):72-74.

[4] 张静蓉,陈四文．芍药过敏煎治疗小儿鼻鼽临床验案举隅[J]. 中国民族民间医药杂志,2019,28(7):71-73.

[5] 倪诚,张惠敏,王济,等．第十四讲　脱敏止嚏汤治疗变应性鼻炎的讨论[J]. 中医药通报,2014,13(2):4-8,41.

[6] 杨茂森,刘秋．截敏祛风汤对变态反应性鼻炎的临床疗效分析[J]. 中国医药指南,2018,16(15):203-204.

[7] 吴焕波,褚玉槐．褚玉槐主任医师治疗乳蛾经验介绍[J]. 光明中医,2017,32(23):3387-3388.

[8] 张广阳,黄晶,罗世杰．经方辨治小儿咳嗽经验[J]. 黑龙江中医药,2010,(6),26-27.

[9] 盛丽先．盛丽先儿科临证经验[M]. 杭州:浙江科学技术出版社,2017.

[10] 虞坚尔,周静冬．虞坚尔医话医案选[M]. 北京:科学出版社,2015.

[11] 王烈．婴童病案[M]. 长春:吉林科学技术出版社,2000:124.

[12] 韩莹,李新民．李新民教授辨证施治小儿口疮 1 例[J]. 广西中医药,2016,39(1):48-49.

[13] 孔秀路,刘虹,刘婷婷．陈宝义教授治疗小儿呕吐的临床经验[J]. 四川中医,2014,32(4):24-26.

[14] 刘斐,林洁,王霞芳,等．董氏指压法治疗小儿呕吐的临床观察研究[J]. 世界中医药,2016,11(12),2692-2696.

[15] 万力生．汪受传儿科临证医论医案精选[M]. 北京:人民卫生出版社,2017.

[16] 程燕,郭素香．任宝成临证经验选录[M]. 天津:天津科技翻译出版有限公司,2016.

[17] 王霞芳,邓嘉成．中国百年百名中医临床家丛书:董廷瑶[M]. 北京:中国中医药出版社.2001.

[18] 宋祚民,李建.宋祚民中医儿科临证精要[M].北京:北京科学技术出版社,2016.

[19] 周江.胡天成教授治疗儿童注意缺陷-多动障碍经验[J].四川中医,2015,33(6):4-5.

[20] 齐金娜.陈宝义教授从肝脾论治小儿抽动障碍经验[J].长春中医药大学学报,2012,28(1):61.

[21] 马融.小儿痰痫治验[J].河北中医,1986,(6):33-34.

[22] 王霞芳.海派中医·董氏儿科[M].上海:上海科学技术出版社,2017.

[23] 中国中医研究院西苑医院儿科.赵心波儿科临床经验选编[M]北京:人民卫生出版社,2005.

[24] 朱世僧.王玉润论医药[M].上海:上海中医药大学出版社,2009.

[25] 黄素英,方松春.上海名老中医学术经验精粹[M].上海:上海科学技术出版社,2010.

[26] 潘振亮,姚晓渝.难病奇方系列丛书:银翘散[M].北京:中国中医药出版社,2005.

[27] 宋传荣.中医儿科学教学病案精选[M].长沙:湖南科学技术出版社,2000.

[28] 何珉.中医儿科学[M].贵阳:贵州人民出版社,1990.

[29] 宋文芳,李建.中国百年百名中医临床家丛书:宋祚民[M].2版.北京:中国中医药出版社,2012.

[30] 陆鸿元,徐蓉娟.徐小圃医案医论集[M].北京:中国中医药出版社,2010.

[31] 贾六金,薛征.贾六金中医儿科经验集[M].北京:人民卫生出版社,2018.

[32] 宋祚民,李建.中医临床证治系列讲座第2讲:过敏性紫癜[J].中级医刊,1996,(2):49-50.

[33] 吴大真,刘学春.现代名中医儿科绝技[M].北京:科学技术文献出版社,2003.

[34] 王烈.国医大师王烈学术经验婴童系列丛书:婴童医案[M].北京:中国中医药出版社,2017.

[35] 马春艳,赵鋆,陈思羽.程家正教授治疗儿童慢性湿疹经验[J].中医儿科杂志,2019,15(1):13-15.

[36] 顾思远,臧朝平.金灯山根汤加味治疗烂乳蛾1例[J].中医研究,2015,28(1):24-25.

[37] 郭一唯,孙丽平.芩蒡消蛾散治疗小儿肺胃热炽型乳蛾的经验[J].中国中西医结合儿科学,2018,10(3):267-269.

[38] 高旅,曹霞,刘小渭,等.贾六金主任医师运用银柴退热汤临证举隅[J].中医儿科杂志,2017,13(1):19-21.

[39] 姜之炎,姜永红,李文,等.清肺通络汤治疗儿童肺炎支原体肺炎临床观察[J].中国中医基础医学杂志,2014,20(11):1582-1584.

[40] 杨关山,潘永泉,李亮,等.婴儿健脾化痰方治疗婴儿肺炎喘嗽临床研究[J].陕西中

医,2019,40(7):845-847.

[41] 朱锦善. 儿科心鉴[M]. 北京:中国中医药出版社,2007.

[42] 刘斐,虞坚尔,毛玉燕,等. 平喘方治疗小儿哮喘发作期的临床观察[J]中华中医药学刊,2019,37(7):1633-1636.

[43] 王应麟,樊惠兰,孙明霞. 王应麟家传儿科治验[M]. 北京:北京科学技术出版社,2016.

[44] 蔡化理. 中医儿科血液病诊疗经验[M]. 北京:人民卫生出版社,1991.

[45] 王小平,魏凤琴. 张珍玉医案医论医话集[M]. 北京:人民卫生出版社,2008.

[46] 王忆勤,张曼韵. 朱瑞群儿科验方拾零[J]. 中医杂志,1995,36(5):273.

[47] 肖俊高. 加减乌梅汤分型论治胆道蛔虫 185 例[J]. 四川中医,2001,19(5):45-46.

[48] 马春艳,赵鋆,陈思羽. 程家正教授治疗儿童慢性湿疹经验[J]. 中医儿科杂志,2019,15(1):13-15.

[49] 吕景山. 施今墨对药[M]. 北京:人民军医出版社,2005.